認知症の人がズボラに食習慣を変えただけでみるみる回復する！

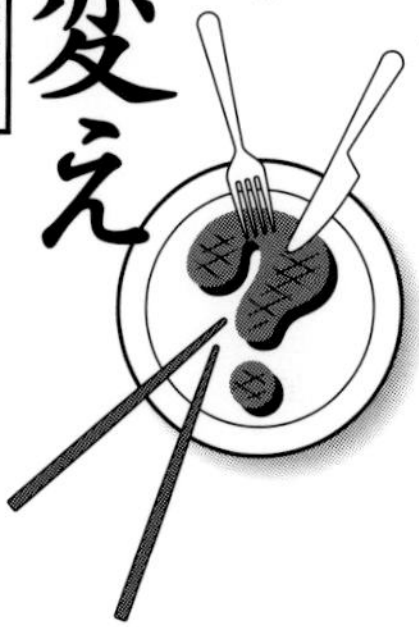

医学博士 板倉弘重

青萠堂

目次●『認知症の人がズボラに食習慣を変えただけでみるみる回復する！』

本文デザイン・DTP／ハッシィ
カバーデザイン／U・G・SATO
編集協力／大政智子

【プロローグ】　認知症にいい食べ物、悪い食べ物に気づけ！

認知症を予防する食べ方・生き方、いま必要な知恵

忘れ物が増えた、以前はすらすら書けていた漢字が思い出せない、モノをどこにしまったか思い出せない、テレビに出ているタレントの名前がなかなか出てこない……。若い頃に比べて記憶力が低下したり、もの忘れがひどくなったりすることは誰にでもあります。

五〇代、六〇代、七〇代と年齢が上がるほどこうしたもの忘れが増えてきますが、そんなとき「年も年だししょうがない」とあきらめたり、「ボケてきたな」と落ち込んでしまったり、「これからどんどんボケて認知症にいくのかな……」と不安を感じたり、ネガティブな考えに陥ってしまいがちです。

ボケやもの忘れがひどくなってきたとき、特に心配になるのが認知症でしょう。

認知症になってしまったら、自分らしく生活することが難しくなって少しずつ介護が必要となり、最終的には寝たきりになってしまいます。

もしも自分がそうなったらと必要以上にこわがることはありません。なぜなら、最新の研究により、生活習慣の改善で認知症の発症リスクを抑制できることが明らかになったからです。

認知症は頭の老化の問題でどうにもならないと思っていたら大間違いです。特に食事の生活習慣を変えれば、ストップをかけられるのです。

それを示すように、アメリカでは最近、六五歳以上の認知症の発症頻度が急速に低下してきています。

これは、心強いことです。医学の進歩にともなって、認知症予防の知識が普及し、個人が認知症の重大ファクターである生活習慣を改善しはじめたためと言われています。認知症は予防可能な病気として、希望が持てるようになってきました。

認知症についての最新のアメリカの報告

アメリカの最新の認知症研究に大変注目すべきレポートがあります。アメリカでは、動脈硬化を減らそうとしていろいろな対策を行なってきていて、脂質を下げたり、血糖値を下げたりすることでかなりの成果を上げてきていたのです。

その成果にともなって、認知症が急激に減ってきています。このことから認知症の初期段階に血管障害と血行障害があるのではないか、血行障害があるために脳に異常タンパクが沈着して起こってくるのではないかというのです。動脈硬化も同じ理由なので、認知症だけでなく脳卒中も減ってくる、というまさに一石二鳥の認知症患者の減少を生んでいます。

それを裏付けるように、JAMA Internal Medicine（JAMA）というアメリカの信頼すべき医学雑誌に掲載された研究では高齢者の認知症発症率がはっきりと低下していると報告しています。この事実はアメリカやヨーロッパで行われたものも同様で、かなりの低下の結果が出てるというのです。

今回の研究は六五歳以上の男女二万一〇五七人を対象にした調査で、二〇〇〇年の時点は一一・六％だった認知症の割合が、二〇一二年には八・八％となり、みるみる低下しています。今回のＪＡＭＡで発表した研究を行ったミシガン大学のケネス・ランガ教授は認知症のリスクが確実に低下して、この先、認知リスクが増えないという研究報告を書いています。また、ヨーロッパのケンブリッジ大学のキャロル・ブレイン教授も認知症の発症率低下を示す上で、この研究を大いに評価すると賛同しています。

またアメリカのカリフォルニア大学ロサンゼルス校のブレデセン博士の率いる研究チームでも大変興味深い報告が上がっています。

五五歳から七五歳のアルツハイマー症型認知症患者一〇名を対象に食事の改善や運動などを組み合わせた治療行った結果、一〇人中九人の症状が改善したり、正常にもどったという結果が出たのです。アルツハイマーはいちど進行したら治らないと言うのが定説ですが、このように数は少ないけれども高い確率で改善が現れたというのは注目すべきだと思います。このブレデセン博士も、生活習慣病と同様の食事の改善を中心としてアプローチしています。

さらにプレデセン博士は研究の中で、ＭＥＮＤ（metabolic enhancement for neurodegeneration）プログラムという認知機能改善治療プログラムを提唱しています。その中でも生活習慣病の改善の食事療法を中心としたアプローチを行なっており、初期段階のアルツハイマー病や軽度の認知障害の患者には有効という結論を出しています。

この注目すべき二つの最新の認知症改善報告は、心強いかぎりです。

世界の認知症対策の経過動向を見ていると、大変有望な可能性がみえてきます。日本でも最近、神奈川県の黒岩知事が〝未病対策〟を提唱していますが、まさに健康な人と病気の人の間の未病者レベルの健康対策が大事で、この境界域にいる人が予防に気をつけることがこれからの認知症を止めるカギにつながると思います。

アメリカでも、糖尿病に対してプレディアベテス＝前糖尿病という表現を使い、糖尿病を発症する前の（境界域）の人への対策を重要視しています。

またアルツハイマーディメンティア誌によると、二〇一三年に高齢者の糖尿病が、軽度認知障害（ＭＣＩ＝Mild Cognitive Impairment）を引き起こすモトになるという、米国メイヨークリニックのローズバッド・ロバーツ氏らの研究報告が発表されました。

さらに、同じくアメリカの精神医学会誌にユニバーシティ カレッジ ロンドン（ＵＣＬ）の研究チームが軽度認知障害（ＭＣＩ）の人一万五九五〇人を対象に調査した結果、糖尿病を併発している認知症予備軍は、認知症になる確率が六五％も高いことがわかったそうです。その結果を受けて、認知症の改善食として、いろいろな〝脳にいい食品〟を紹介しています。

すなわち認知症でも、重度のアルツハイマー病で脳が完全萎縮している場合を除いて、軽度の認知症なら治る、といえる時代になったのです。そこで、にわかに世界的にＭＣＩレベルの研究がはじまり、注目されています。

日本人は〝寝たきり長寿〟が多い

今の日本の現状は、〝寝たきり長寿〟です。寝たきりで長生きをしても、それではけっして幸せとはいえません。

厚生労働省は二〇一二年に「認知症施策推進五か年計画（オレンジプラン）」、二〇一五年一月に「新オレンジプラン」を発表し、二〇一三年一二月には「G8認知症サミット」、二〇一四年一一月には「G8認知症サミット」の日本後継イベントが六本木で開催され、認知症対策を重要な国家戦略としています。

その一方で、二〇一四年厚生労働白書によると健康管理は「何もしない」派が四六％もいるそうです。日本は平均寿命こそ世界一ですが、主観的健康度は主要三六か国中三六位（二〇一五年OECD調査）と最下位です。

世界二三か国の健康意識調査で、健康的な食生活を意識する人が二三か国平均は五九％なのに対して日本は半分以下の二九％と最下位で、十分な睡眠をとる人：五四％（ワースト3）、定期的な運動をしている人：三九％（最下位）という世界一の健康オンチ国です。

世界最大の医療研究機関、アメリカの国立衛生研究所（NIH）が提唱した認知症予防のための生活習慣は、一 運動習慣をつける、二 高血圧を改善する、三 人的交流など社会的認知活動を増やす、四 2型糖尿病を改善する、五 地中海食などのバランスの良い食事をとる、六 適正体重の維持（生活習慣病の改善）、七 禁煙する、八 うつ病の改善の八つを挙げ、最大の予防策は運動習慣だと言っています。

死なないための医療ではなく、寝たきりでない、生き生きとした人生を送るための生活を目指すのがこれから大事だと思います。そのためにあなたの未病ケアをぜひ本書で実践してください。

認知症は毎日の生活で予防できる

確かに、加齢とともに記憶力は低下したり、新しいことを覚えにくくなったりしていきます。でも、脳の認知機能の低下はゆるやかです。いきなりがくっと落ちてしまうわけではありませんし、一か月、二か月後に認知症を発症するわけでもありません。

最初は「ボケてきたな」と感じるちょっとしたことから始まって、それがだんだんと頻度が多く、ボケの程度が大きくなっていく……。

こうした傾向は、私たち、〝ヒト〟にとって避けられないことではありますが、そのスピードや程度には個人差があります。

先ほども言ったように、生活習慣に気をつけることで認知症を予防することはできます。そして、生活習慣の改善に遅すぎるという事はありません。今からでも大丈夫です。早ければ早いほど生活の質を高いレベルに保てます。

認知症への進行を食い止めるためには、ボケや物忘れを感じ始める前、それこそ四〇～五〇代から気をつけることが何より大切です。

もしあなたが「ボケてきた」と感じたとしても、それをきっかけに食事を見直し、毎日の生活にちょっと気をつければ、まだ十分間に合います。しかもこまごま言いません。ズボラで結構です。

むしろ、ちょっとしたボケやもの忘れが気になり始めたときこそ、「あなたの食生活を見直す」絶好のチャンスと考えるべきだと私は思うのです。まだ動物実験の段階ですが、アルツハイマー型認知症の病態の回復が可能であると二〇一七年一月に国立精神・神経医療研究センターから発表されました。治らない病気ではないのです。

“どれくらい長く生きるか”よりも“どう生きるか”

認知症がとりわけ気になるのは、日本人がどんどん長寿になってきたことが関係しています。なぜなら、認知症は加齢とともにリスクが高くなる病気であり、長寿の人が多い国ほど患者数も多くなるからです。

日本は世界でもトップクラスの長寿国。二〇一五年の日本人の平均寿命は男性が八〇・七九歳、女性が八七・〇五歳で、「人生八〇年」がふつうとなりました。

では、すべての人が八〇歳を過ぎても元気に生き生きとすごせているかというと、それはちょっと違ってきます。厚生労働省は、平均寿命とは別に健康寿命も算出しているのですが、二〇一三年の健康寿命は男性が七一・一九歳、女性が七四・二一歳と、平均寿命に比べてぐっと低くなっています。

健康寿命とは日常生活が制限されない、つまり寝たきりや介護が必要ではない年齢（期間）のこと。わかりやすく言うと、男性は約九年、女性は約一三年、寝たきりもしくは介護が必要になるかもしれないということです。

寝たきりで何をするにも介護が必要な生活は、「元気に生き生きすごしている」とは言えません。これからは〝何歳まで生きるか〟ではなく、〝元気にイキイキとすごす〟ためにどうすればいいのかを考える時代となってきているのではないでしょうか。

そのためには認知症予防がとても重要です。それは、寝たきりや介護の要因としてもっとも多い原因が認知症だからです。

厚生労働省によると、二〇一二年に六五歳以上で認知症を発症している人は四六二万人で、この数は今後、右肩上がりに増え、二〇二五年には七〇〇万人にものぼると試算されています。これは六五歳以上の五人に一人という数字です。

五人に一人ですから、もはや他人事ではありません。

認知症になると本人はもちろん、家族も大変です。介護サービスを受けるにはお金がかかりますし、自分も介護しますから心身ともに疲れ果ててしまいます。介護のために仕事を辞めざるを得ず働き盛りに職を失ったり、介護疲れからの傷害事件や殺人事件が起こったり……。家族がちょっと目を離して徘徊した認知症の患者さんが列車にはねられたケースでは、遺族が鉄道会社から損害賠償を求められる裁判を起こされたりとつらいニュースを聞きます。

もちろん、こうした深刻なケースばかりではありませんし、明るく介護生活を送っているご家族もあります。

とはいえ、ボケやもの忘れを感じ始めた年代の人はもちろん、現在、親の介護を経験している世代も、ほとんどの人が「できれば認知症になりたくない」と思っているのではないでしょうか。死なないための医療は進歩しています。でもそれだけではなく、生き生きとしたアクティブな生活を楽しむようにできることが大切。〝寝たきり長寿〟ではいけません。

認知症は遺伝よりも生活習慣の影響が大きい

認知症にならないためにはどうすればいいのか……。少し前までは、認知症は遺伝的素因と呼ばれる、自分ではどうしようもない、持って生まれた体質が関係しているとされていました。いまもそう信じている人がいるかもしれません。

ところが、認知症に関する研究が進むと遺伝的素因も関係しているけれど、何を食べて、どういう生活を送っているのかといった生活習慣が、認知症の発症に非常に関係していることが明らかになってきました。なかには、遺伝は2割で8割は生活習慣が関係しているという研究者の報告もあるのです。

認知症は遺伝が関係しているイメージが強い人は意外に思われるかもしれません。わかりやすい例を挙げてみましょう。

近年急増しているアルツハイマー病は、厚生労働省が二〇二五年には七〇〇万人を超える（約一〇年で一・五倍になる）という推定値を発表しています。もしアルツハイマー病の原因が遺伝要素だけであれば、これほど急激に増えることはありません。この短期間で変わったことといえば、やはり生活習慣です。こうした数値から、食べ方や、毎日どれくらい体を動かしているか（運動量）、睡眠のとり方、などの生活習慣が大きく関係していると考えられます。

それを裏付けるように、認知症に関する大規模な疫学研究としてよく知られる、九州大学が行っている久山町研究（八六ページ参照）の報告では、糖尿病だけでなく糖代謝異常がある糖尿病予備軍の人も、認知症のリスクが高いことがわかっています。糖尿病は食事や運動不足、肥満が招く生活習慣病の代表格ですから、やはり、認知症は「食」を中心とした生活習慣が大きく影響していると考えていいでしょう。もっとわかりやすく言えば、糖尿病（生活習慣病）を予防する食生活習慣がアルツハイマー病の予防に役立つと言ってもいいでしょう。

いまや、認知症は生活習慣病のひとつとみなされるくらい、生活習慣が関係していると言われています。つまり、生活習慣の見直し、特に食習慣が認知症予防に役立つことが明らかになってきたのです。

“何を食べるか”で認知症になるかどうかが決まる!?

私自身、生活習慣、なかでも食事と認知症の関係には深い関心を持っています。認知症を予防するために毎日の食事をどう見直せばよいのかを研究し、最新の情報を紹介することは、いまや私のライフワークのひとつと言っていいテーマです。

「脳と食事なんて関係あるの？」と思われたのであれば、ここでひとつ質問です。

「あなたは脳をどんなものだと思っていますか？」

臓器の中で、脳だけを特別視しているのではないでしょうか。胃や腸など内臓とまったく切り離して、脳はそれだけが特別で、「品格のあるお仕事をしている」と考えていませんか？

確かに、脳はほかの臓器と違い、ものを考える、つらい・悲しい・うれしい・楽しいなどさまざまな感情を感じる、体を動かすといった、私たちの心と体をコントロールする重要な役割を担っています。そのため、ほかの臓器とは重要性や存在が段違いに違うと考え、別物に見ている人が多いのです。

これが認知症を見誤る大きな要因ではないか、そんなふうに感じてなりません。

生活習慣病は、毎日の生活習慣が原因で起こる病気なのでこう名付けられました。この生活習慣病のモトとなる悪い食生活習慣をとってしまうのはなぜでしょう。それはまさに脳が指令を出しているからです。

「今日もよく働いたから大好きなラーメンとビールを食べよう」あるいは「疲れたから甘いおやつが欲しい」といった感情は脳が感じていることです。脳がそう考えなければ食欲も起こりません。脳が食欲を促し、その結果、食べるという行動が起こり、胃や腸に食べ物が送られます。このように脳と食生活は密接に関係しているのです。

最近、「腸は第二の脳である」とまで言われるようになりました。これは、脳と腸は自律神経や神経伝達物質を通して密接な関係性があり、それぞれ影響を及ぼしていることがわかったからです。わかりやすく言えば、脳がストレスを感じたときには胃が痛くなったり、下痢をしたり便秘をしたりします。脳の受けた刺激が胃腸に影響しています。

同じように、腸内環境が自律神経や神経伝達物質の働きに深い関わりがあり、腸が病原菌に感染すると脳の不安感が増すという研究報告があります。最近では、腸内細菌の状態が脳の機能に影響をもたらすことも明らかになりました。

こうした脳と腸の関係は「脳腸相関」と呼ばれ、近年、研究がどんどん進められています。そして、腸内細菌の状態は食事によって変わることもわかっています。何を食べるかによって腸内細菌のバランスは変化するのです。さらにいうと、その影響を及ぼす脳のために摂《と》るべき食べものと、脳のために避けるべき食べものがあるのです。詳しくは二一三ページにその新常識を紹介しました。

まとめると、次のようになります。

①生活習慣のモトとなる行動は脳の指令によるもので、脳は腸の影響を受けている。

②脳と腸は相関関係にあり、脳が腸に悪影響をもたらすこともあれば、腸が脳に悪影響をもたらすこともある。
③腸の状態はストレスや食事の影響で変わる。つまり食生活の習慣が大きく関係していて、脳のためにいい食べものをなにより食べること。

もっとわかりやすく言えば、「何を食べるかに気をつけることが、認知症予防の大きなカギとなる」と私は考えています。

著　者

第一章

ズボラな食べ方・生き方があなたのボケを止める！

〝まじめ〟〝勤勉〟は認知症予防に逆効果だった!?

認知症予防のために何を食べればいいのか……。私の専門は栄養学、つまり食事ですから、これまでにも楽しみながらできる健康法をいろいろ提案してきました。

青魚に含まれるＥＰＡやＤＨＡがよい、赤ワインやココアのポリフェノールなどの抗酸化物質がよいといったよく知られていることはもちろん、ココナッツオイルが認知症に効くといった最新情報など、認知症予防と食事に関する健康情報が、テレビや雑誌、インターネットなどでたくさん紹介されています。

こうした健康情報はとても参考になる反面、「健康にいい」「認知症に効く」といった情報を聞いて、ひたすら、〝それだけ〟を実践したり、自分が信じる情報と違う意見を否定してしまったりする人が少なからずいます。

そして、〝まじめ〟で〝勤勉〟な人ほど、一生懸命に自分が信じることばかりのこうした傾向が強いように感じるのです。ある意味で偏った〝健康ストレス〟に陥りやすい人たちです。

実は、この性格が認知症予防に逆効果となることがあります。これを聞くほとんどの人は、おそらく「えっ〝まじめ〟で〝勤勉〟のどこがいけないの？」と驚かれることでしょう。実は、昔から規則正しく、まじめ勤勉な生活を送っている人のほうが、ズボラでいい加減な人より認知症に陥りやすいと言われているのです。

規則正しく、まじめ勤勉な生活を送っている人は、内心ストレスを強く感じ、「ねばならない」で生きている人です。

「脳腸相関」からいうと「おいしくないけれど体にいいから食べねばならない」よりも、「大好きで食べたい」のほうが、体が吸収する内容に月とスッポンくらいに大きな差があらわれます。


毎日何をどれくらい食べているのか、自分の食事を思い返してみてください。

ラーメンを一日一回必ず食べないと気がすまない。肉が好きなのでおかずは肉ばかり、ベジタリアンなので肉や魚は食べないなど、好きなものばかり食べたり、特定の食べ物を避けたりしていませんか？　あるいは、マスコミが紹介する新しい情報にとびついて、朝食は腸内環境を整えるヨーグルトと目玉焼きにトースト、夜は好きなお酒と冷や奴と納豆があれば十分、栄養バランスもいいはずと、毎日同じものを食べている人も多いのではないでしょうか？

前者は病気を招く悪い食生活、後者はとても健康的な食生活、のように思われるかもしれませんが、実は認知症予防という意味では、どちらもおすすめではありません。なぜなら、食べ過ぎも食べなさ過ぎもよくないからです。同じ食材ばかりをずっと食べ続けてしまうことは、偏った食生活、つまり〝偏食〟だからです。

健康によいものでもそれだけ食べるとバランスが崩れる

食べ物に含まれる栄養素には、これがいい、これが悪いと決まっているものはありません。どれも、それぞれ役割があり、過不足なくとることで互いにうまく作用し合うようになっています。私たちの体や脳はいくつもの栄養素が連携してつくりだし、機能を維持しているのです。

ところが、テレビや雑誌、インターネットなどでは、特定の栄養素や食材だけをクローズアップして、その効果を強調して紹介しがちです。

〝まじめ〟で〝勤勉〟な人ほど、こうした情報に過敏に反応して、おすすめされている食材ばかり食べたり、サプリメントでそれらの栄養素をとったりしがちです。限られた食材や栄養素だけをとっても、期待されるような効果は発揮できません。

同じものばかり食べていると、どうしても偏ってしまいます。その結果、栄養のバランスが崩れてしまうでしょう。私たちの体が必要とする栄養素をまんべんなく摂《と》るためには、いろいろな食べ物から摂《と》るのがいちばんいいのです。つまり、その日の気分で食べたいものが変わり、几帳面に神経質に考えない方がいいわけです。

栄養素のなかには確かに認知症予防によいものがあり、〝脳にいい摂《と》り方〟があるのです。事実、食べ物にはひとつの栄養素だけが含まれているわけではありませんし、それだけを摂《と》っていればいいというわけではないのです。ボケ予防に効くものや好きなものを食べることは問題ないのですが、だからといって、そればかり食べるのは脳にとっていいことではありません。

栄養素にはそれぞれ役割があり、野菜に多く含まれているものもあれば、肉に多く含まれているもの、魚でしかとれないもの、ごはんやパン、めんなど主食に多く含まれているものなど、食べ物によって偏りがあります。それこそ、私たちがまだ知らない脳にいい食べあわせや栄養素だってあるかもしれません。偏った食べ方をしていれば、糖尿病や心臓病、高血圧などの生活習慣病と、同時に認知症を引き起こす大きなリスクが高くなります。

毎日の食事は脳だけでなくその人の人生も左右します。

なぜなら、私たちは食べたものからエネルギーをつくったり、細胞の新陳代謝を行ったりしています。脳をはじめ私たちのからだが必要とする栄養素のなかには、食事からとらないと補給できないものがたくさんあります。

それらをまんべんなく摂《と》るためには、いろいろなものをバランスよく食べ合わせる必要があります。

それまで信じられてきた常識が覆ることがある！

健康情報を信じて〝まじめ〟〝勤勉〟にがんばらないほうがいい理由はほかにもあります。それは、「いま正しいとされていることが将来もずっとそうかわからない」、さらに「情報の精査をする基準となるエビデンス（科学的根拠）が確実ではない」からです。

ひとつめの「いま正しいとされていることが将来もずっとそうかわからない」ことは、ショックかもしれませんがよくある話です。間違った情報や不確かな情報が拡散してしまっているケースもありますが、なかには最新の研究で病気予防や健康長寿とはまったく関係ないことがわかったということも少なからずあるのです。

それは、オセロで優勢に進めてきたゲームが、たったひとつのコマをとられただけで、一気に情勢がひっくり返ってしまう、まさに「白が黒に変わる」ようなもの。いいと信じて一生懸命続けてきたことが、実は脳の老化を早めていた……。こんなショックなことはありません。

そのわかりやすい例がココナッツオイルです。ココナッツオイルの主成分である中鎖脂肪酸は飽和脂肪酸であり、数年前までは動脈硬化を進行させる悪い油と言われていました。

数年前までは、飽和脂肪酸は動脈硬化を促進させるのでできるだけ摂《と》らないほうがよいと、低脂肪食が推奨されていたのです。ところが、最新の研究で飽和脂肪酸をある程度とったほうが動脈硬化予防に役立つという注目の報告が上がってきています。

ちなみに、日本動脈学会の「脂質異常症の治療の指針」には、日本人は飽和脂肪酸を減らしすぎると脳出血の発症が増えるという報告があるくらいです。

ココナッツオイルはそのままでは少し食べにくいので、カレーに混ぜたり、オリーブオイルと混ぜてパンにつけたり、調理油として利用したりすると食べやすいでしょう。具体的な使い方は一一〇ページから紹介しているので参考にしてください。

いかがでしょう?

数年前とはまったく真逆のことが言われています。

私の意見は、「飽和脂肪酸は適度にとったほうが動脈硬化予防によい」「日本人は糖質を過剰に摂取する傾向があり、肉や魚をしっかり食べないと脂質やタンパク質が不足してしまう」「高齢者は肉を意識して食べたほうがよい」というのがいまの最新情報であるのは間違いありません。

では、肉ばかり食べればいいのかというとそれはまた違ってきて、今度は飽和脂肪酸の過剰摂取による弊害が起こるでしょう。糖質制限の考え方としては、脂肪は飽和脂肪ばかり摂《と》るのではなく不飽和脂肪もあわせて摂《と》ることが大切なのです。


これまでのアメリカの研究から「飽和脂肪酸の過剰摂取はよくない」と控えるようにすすめられていますが、日本では摂取量が少なすぎても脳出血が多かったことと、飽和脂肪酸を少なくして糖質を増やすと糖代謝異常が増加するリスクが高くなることから、飽和脂肪酸は七%ほど摂《と》るようすすめられています。

多量の肉や乳製品を食べている欧米諸国の研究では摂取量が過剰になって動脈硬化性疾患の発症率が高くなるため、摂取を減らすようにすすめられます。しかし、日本人は欧米人に比べて摂取量が少ないので、多くの人は控える必要がない、むしろ適度にとるようすすめられるのです。

こんな矛盾がどうして起こるのでしょうか。これは、一般の人はもちろん、医師や栄養士などが正しいと信じているエビデンスに問題があるからです。

エビデンス（科学的根拠）は信じすぎないほうがいい

エビデンスとは「判断する根拠となるデータ」のことです。いまの医療はエビデンス、つまり根拠に基づく医療が主流で、日本の医療も最新のエビデンスをベースに治療方針が定められています。実は、それまでは医師の経験による主観など科学的根拠のない学説が広まっていたため、エビデンスが求められたのです。

ところが、このエビデンスが原因で誤解を招いたり、間違った情報が広まってしまったりすることがあります。例えば、先ほど肉を食べたほうがいいと言いましたが、「赤肉は大腸ガンのリスクになるので食べないほうがいい」というエビデンスもあります。つい最近は「ハムやソーセージなど加工肉を食べるとガンのリスクが上昇する」というエビデンスが新聞などで大々的に紹介されて、「ハムやソーセージは食べちゃいけないの？」とちょっとした話題になりました。

これらは、エビデンスをどう理解するかで捉え方が変わってきます。

確かに、赤肉（牛肉・豚肉・羊肉）をたくさん食べている人は大腸ガンのリスクが高くなるという研究報告はよく知られています。では赤肉を控えたほうがいいのかと言えば、日本人にはあまり当てはまりません。

そもそも、一日に食べる赤肉の量はアメリカ人と日本人でかなり違います。一人当たりの年間赤肉消費量は、日本人は約三〇kg（二〇一一年）でアメリカ人は約五〇kg（二〇〇九年）です。ステーキやハンバーガーなどを主食とするアメリカ人に比べ、日本人はそれほどたくさんの赤肉を食べていません。それなのに、「赤肉は大腸ガンのリスクを高める」という情報が一人歩きしてしまって、「肉は食べないほうがいい」となってしまっているのです。

実際は、日本人の特に高齢者ではタンパク質が不足していて、むしろ肉をたくさん食べたほうがいいという研究データもあるくらいです。日本では「高齢者はステーキを食べたほうがいい」というのが、最新のエビデンスから指導されています。

そもそも、この根拠となったエビデンスは、赤肉を「それほど食べていない人」と「たくさん食べている人」を比べたら、結果的にたくさん食べている人のほうが大腸ガンは多かったという疫学研究の結果から言われているにすぎません。

疫学研究とは、一万人とか十万人などたくさんの被験者のデータを集め、何を食べていた人がガンになりやすかったかを統計的にまとめたものです。その結果、赤身肉をたくさん食べている人のほうが、大腸ガンを多く発症する〝傾向〟があることがわかっただけということにすぎません。

本当はここからさらに、本当に赤身肉が大腸がんの原因かどうかを細胞レベルで調べる必要があるのですが、そこまでフォローされていません。赤身肉に発ガン物質が含まれているから危険というわけではないのです。マウスなどの実験で「肉を食べたからガンになった」という研究報告は聞いたことがありませんから。

ハムやソーセージなど加工肉でも同じようなことが言えます。そもそもの発端は、二〇一五年にＷＨＯ（世界保健機関）のＩＡＲＣ（国際ガン研究組織）の研究グループが、「ソーセージやハムをはじめとする加工肉には発ガン性がある。一日に五〇ｇ以上摂取すると大腸ガンのリスクが一八％高まる」と発表したことです。

日本でもマスコミが取り上げて騒ぎになりましたが、赤肉と同様、日本人はそれほどたくさんハムやソーセージを食べていません。欧米での一日の摂取量は五〇ｇ程度ありますが、日本では一三ｇです。日本人はあえて減らす必要はない、私はそう思います。

食べなさすぎでもガンのリスクは高まる

それには理由があります。興味深いことに、こうした疫学研究では、まったく食べない人がガンになる割合も多いのです。赤肉も加工肉も、もっともガンになる割合が低いのは多くも少なくもなく、適度に食べている人であるというデータになっていました。

データ上でみると、適度に食べるぶんには問題ないという結果になっているのです。

日本人は欧米人に比べて摂取量が少ないのですから、さらに食べる量を減らしてしまうと、もしかしたらガンが増えてしまうかもしれません。

赤肉や加工肉が発ガンの直接の原因であれば、まったく食べない人の割合がもっとも少なく、食べる量が増えるにつれ右肩上がりになるデータになるはずです。ところが、実際にはそんなデータではありません。こうしたことも考えると、やはり、赤肉や加工肉が原因なのではなく、それらを好んで食べている人の全体の食生活が影響していると考えたほうが自然です。

私が思うに、赤肉や加工肉に限らず、なんであっても極端に食べすぎないかぎりはそれほど気にしなくていいように感じます。

農薬や食品添加物を避けるというのは、現代の日本ではかなり難しいことです。あれもダメ、これもダメと気にしながら食べていると、それがストレスになってしまいますし、食べる楽しみや自由が制限されてしまいます。

体にいい質のよいものを購入すればいいのかもしれませんが、これらはスーパーマーケットなどでは手に入れにくいですし、価格も高くなりがちです。

もちろん、お金や手間をかけて健康な生活を送ることをやめたほうがいいと言っているわけではありません。あんまりまじめに考えすぎず、食べる回数や量が過度にならないよう多様なものをズボラに食べて、適度に楽しめばそれでいいのではないかと思うのです。

ズボラにというのは「食べねばならない」から、楽しんで「食べたい」に、チェンジすることです。この脳の欲求に従うことが大事なのです。きっちりと計ったような病院のメニューより、民宿のその土地ならではの手料理の方がおいしく感じるし、食べる人のストレスにならず、腸と脳が喜ぶ健康にいい食事ということです。

〝ねばならない〟という思い込みが落とし穴

〝まじめ〟で〝勤勉〟な人が陥りがちなのが、〝ねばならない〟という思い込みです。まじめに考えることはいいことなのですが、もっと自分を楽にさせる生き方、自分が楽しくなるように考えてみませんか。脳の発想転換が認知症ストップの第一歩につながります。言うならば、優等生的に生きるなということです。

わかりやすく例を挙げてみましょう。

コレステロールは体質によって上がりやすい人がいます。その場合は、食事に気をつけたり、減量したりしても、基準値までは数値が下がりにくいことがこれまでの研究で明らかになってきました。数値を下げるために毎日の食事に配慮して「こんなにがんばっているのに、どうして下がらないの！」と悩んでいる人が少なくありません。

コレステロールは、私たちの体に欠かせない大切な栄養素のひとつです。コレステロールそのものが悪いわけではなく、酸化したコレステロールが悪さをしているのです。コレステロールの数値が高くても、酸化しなければ問題はありません。このことはもっと一般の人に知ってもらいたい事実です。

食事から入ってくるコレステロールは、体内のコレステロールのごく一部にすぎず、それほど大きな影響はないのです。

コレステロールが上がりやすい人は、数値よりも体内のコレステロールを酸化させないようにすることで動脈硬化を抑えることができます。数値が基準値まで下がらなくても、食事に気をつけていれば、脳卒中や心筋梗塞の発症を抑える効果があるでしょう。

ところが、現実にはいまだに食事でのコレステロールの摂取量を気にする人がたくさんいます。コレステロールの数値が高いことが気になってストレスがかかっていては、かえってよくありません。数値にこだわりすぎて、病気予防のためにやるべきことが置き去りにされてしまっては本末転倒です。

また、〝ねばならない〟という思い込みが、極端な食事制限のきっかけになることもあります。その代表的な例が、いま流行の「糖質制限」でしょう。

日本人は糖尿病の罹患《りかん》率が高く、患者数が増加しています。さらに、糖尿病が認知症のリスク要因であることが明らかになり、糖尿病対策、いかに血糖値を上げないかが健康年齢を伸ばすカギと言われるほどです。

最近では、単純に糖尿病を予防・改善する目的だけではなく、糖尿病を予防ないし改善することが認知症予防や健康長寿につながるとの考えから、血糖値を上げないために「糖質制限食」を実践する人も増えています。

糖質をとったほうがいいのか、とらないほうがいいのかとりざたされますが、やはりここでも、まじめに考えすぎず、ちょっと控えて適度にとるくらいのほうがいいだろうと私は思っています。

確かに、「糖質」をとらなければ血糖値は上がりません。とはいえ、糖質からつくられるブドウ糖は、私たちの生命を維持するために必要なエネルギー源でもあります。過剰にとるとよくないのは間違いないですが、かといってまったくとらないのもあまりよいこととは言えません。血糖値が七〇mg／dL以下になると、低血糖状態に陥り、ひどい空腹感を覚え、顔色が悪くなり、指がふるえたり冷や汗が出たりします。

糖質制限以外にも、「塩分は一日六g以下」「野菜を一日に三五〇g以上食べる」「夕食は夜九時までに食べる」「一日三食、規則正しく食べる」など、健康のためによいとされるいろいろな推奨例があります。これらはもちろん、キチンと実行できれば、きっと効果が上がるはずです。が、何の苦もなくこれらを正確にやり続けることができる人はほとんどいないといってもよいでしょう。

もちろん、これらが実践できたほうがいいのですが、そのせいで心身ともにヘトヘトになってしまっては意味がありません。私だってこれらを全部守るのは至難の業です。がんばるのが苦手なわれわれには、こうした決めごとをすべて守る必要はないと考えたほうが、ある意味ずっと「健康的」と言えそうです。

できることをフレキシブルに取り入れてズボラに実践

認知症予防にいいと言われていることはたくさんあります。ただ、それをすべて実践するのは大変ですし、予防法のなかには、必ずしもその通りにやればいいというものばかりではありません。

もちろん、認知症予防に役立つ基本的なことを知っておくことは大切ですが、それらをすべて真っ正直にガチガチに守るのではなく、ときには外れてもいい、それくらい余裕をもってズボラにやるほうがいいのです。

一週間とか一か月というロングレンジで糖質のとりすぎに注意し、かつお節や昆布などでだしをとり、塩分をできるだけ減らすことです。野菜も意識して食べるようにしましょう。

塩分は摂取量が多い日もあれば少ない日もあるでしょう。野菜だって毎日同じ量を食べる必要はありません。夕食だって、ときには付き合いや仕事で遅くなることがあっていいのです。

認知症を招く悪しき習慣や、認知症予防に役立つことを知って、それを理解したうえで、まず自分にできることをズボラに実践する、それが大事なのです。

そのために、年に二度くらいの定期的な血液検査などで、自分の健康状態を知っておくことも大切です。

血糖値ひとつとっても、上がりやすい人、上がりにくい人がいます。同じ茶碗一杯のごはんを食べたとしても、食後に血糖値が急上昇する人もいればそれほど上がらない人もいます。血糖値が上がりやすい人は、糖質の摂取量を減らせば血糖値をコントロールしやすくなりますが、それほど血糖値が変化しない人が無理に糖質を制限する必要はありません。

血圧も同じです。塩分をとっても血圧が上がりにくい人もいれば、塩分を控えていても血圧が上がってしまう人もいます。高血圧の人は塩分をとりすぎないよう、薄味に慣れるよう工夫していくことが望ましいでしょう。

その人の体質や、それまでの食生活、運動習慣、睡眠、ストレスなどによっていろいろな状況があります。状況に応じて、フレキシブルに対応しましょう。「フレキシブルに」とは、あなたに必要なことをできる範囲で実践すればいいということです。

交通ルールでは赤信号は止まれで、青信号は渡ってもいいサインです。でも、ちょっと待ってください。歩行者側の信号が青だったとしても、車が赤信号を無視して突っ込んでくるかもしれません。もちろん、ルールを守っていない車が悪いに決まっていますが、そんなときに「青だから」と渡るのは自殺行為です。自分の身がかわいければ止まって、暴走車をやりすごします。

ボケ予防、認知症予防だって同じです。基本的にやるべきこと、守ったほうがいいことはありますが、決められた通りにやらなくてもいいのです。必要に応じて、自分ができることをやるのが、いちばんあなたのためになるのです。

何もかもガチガチに決める必要はありません。〝いい加減〟という言葉は、もともとは「ちょうどよい」「適度な」という意味で使われていました。自分の健康状態やそのときおかれている環境によって、守るべきことや優先すべきことは変わります。そのとき最適な選択をする、それが〝いい加減〟につながります。

検査数値はズボラに考えるくらいがいいワケ

健康診断などで血圧や血糖値、コレステロール、中性脂肪などの数値が高いと指摘されたとしても、すぐに薬を飲まないといけないわけではありませんし、必ず病気になるわけではありません。

健康診断の数値だって考え方ひとつで受け取り方が変わります。

血圧や血糖、コレステロールなどの数値は気にしたほうがいいのですが、検査の基準値にこだわりすぎてもいいことはありません。

この人には、「まずは食事の改善」とか「この薬だけでいい」というように個々のポイントに合わせることが大切です。いわば、薬を大量に処方する医者より、患者の状態をよく診て、その人に必要なアドバイスや薬を処方してくれる医者がいい医者です。

コレステロールを例にとってみましょう。LDLコレステロールは一四〇mg/dL以上、HDLコレステロールは四〇mg/dL未満だと、脂質異常症と診断されます。だからといって、LDLコレステロールが一四一mg/dLだから危険で、一三九mg/dLだから安全というわけではありません。

数値にしてみれば、たった二mg/dLしか変わらないわけですから、どちらも同じようなものです。基準値はあくまでも目安であり、基準値内だから「健康である」「病気にならない」ということではありません。

基準値の範囲内にあるからといって、必ずしも「病気でない」わけではありませんし、基準値から外れているからすぐに「病気だ」と診断されることがあります。でも治療する必要がないこともあるのです。体質や生活習慣などによって、数値に対するとらえ方が変わることもありますし、基準値はあくまでも目安にすぎません。

そのいい例が、日本人間ドック学会と健康保険組合連合会が二〇一四年に発表した「新たな健康診断の基本検査の基準範囲」です。これは病気と診断されていない人々の検査値の範囲なので学会の診断基準とは違っています。

血圧、ＬＤＬコレステロールなどの数値が、日本高血圧学会、日本動脈硬化学会などが示す基準値に比べてかなりゆるやかになり、「正常範囲の基準が緩和された」などと取り上げられて混乱を招きました。学会の基準値は「現在は健康であるが将来病気になる可能性が高い人」を除いた範囲だからです。

高血圧学会は収縮期血圧が一二〇〜一二九mg／dL以下を正常血圧としていますが、血圧は加齢とともに上昇するものなので、六〇歳以上であれば一四〇〜一五〇mmHgくらいの範囲であれば心配ありません。そもそも、血圧は生活環境や加齢などでも変化します。七五歳以上の高齢者でも血圧の基準値は非高齢者と同じですが、収縮期血圧の目標は一五〇mg／dL未満であり、その程度でも心配ありません。

血圧は常に変動していますから、いつも同じ数値ではありません。病院ではかると緊張して、ふだんの血圧よりも高くなってしまう「白衣高血圧」という言葉があるくらいですから、健康診断などで年に一回病院ではかる数値だけでは、あまり目安にならないでしょう。

　血糖値はもっと単純です。少しくらい血糖値が高いくらいの人であれば、血糖値を上昇させる糖質（ごはん、パン、めん類、いも類など）を摂《と》る量を控えれば、血糖値は上がりすぎることもなくなりますし、食後も急上昇しません。

　空腹時の血糖値が一二六mg／dL以上であれば糖尿病と診断されます。空腹時血糖値が一〇〇～一二五mg／dLの間だと、糖尿病予備軍の可能性があるので生活習慣を見直して、糖尿病にならないよう気をつける必要があります。自分の糖代謝異常を早めに知るためには、一～二か月前の血糖値のレベルがわかるヘモグロビンA1Cの数値が参考になります。

　コレステロールの検査値はＬＤＬコレステロールとＨＤＬコレステロール、両方の数値を記録しておきましょう。ＬＤＬコレステロールの基準値は一四〇mg／dL以下ですが、治療を必要とするかどうかの判断は、ＨＤＬコレステロールの数値とのバランス、つまり動脈硬化のリスクが高いかどうかにかかっています。

健康診断の結果は、少しくらい高いからとそれを気にしてクヨクヨしていてはストレスがかかってしまいます。とはいえ、血圧、血糖値、コレステロール、中性脂肪の異常は認知症のリスクを上げる要因となります。数値が異常な人は、生活を見直したほうがいいでしょう。ただ、血圧がやや要注意といっても、さほど気にしなくてもいいと思います。健診の見直しをまじめに一生懸命やるのでは疲れてしまいます。いきなり完璧を目指しても続かないからです。まずはできることから徐々にズボラに始めたほうが続けられるし、ストレスにもなりません。

数値が高めかどうかは何を基準に判断すればいいのでしょう。ひとつ目安となるのが健康診断の健診表に記されている基準値です。これには「要注意」という項目を設けられているので、この範囲内にいる人は、食事をはじめ日常生活を見直すことをおすすめします。五七ページに先まわりして注意すべき「未病域《みびょういき》」レベルを掲げました。自分の診断結果の数値から身体の変調を早く知るために、ぜひ覚えておいてください。

さらに一言付け加えておくと、人間ドックの「異常なし」には気をつけてください。確かに検査通知は正しいのですが、例えば血糖値の数値を診る場合、「食事をしないできてください」と「普通に食事をしてきてください」では、まったく違う数値が出るはずです。検査前の自分の状態を医師に話して適切な検査タイミングで「いつもの自分」を診る必要があります。

健康診断の数値はあくまでも目安です。基準値から外れても、わずかであればあまり気にしすぎないようにしましょう。ただ、基準値以内でも毎年の数値が少しずつ上昇している場合は要注意です。その場合は、暴飲暴食していないかなど自分の生活を振り返ってみてください。

適度なズボラがボケ予防にはいちばん

では、五年、十年後に認知症にならないために、食生活習慣を具体的にどうすればいいのでしょう。いいお手本となるのが、一〇〇歳を超えても生き生きと元気に

●健康診断検査値の未病域目安値

血圧（mm/Hg）

	項目	正常域	未病域	要医療域
健診の目安	収縮期血圧	129以下	130～159	160以上
	拡張期血圧	84以下	88～99	100以上

脂質（mg/dl）

	項目	正常域	未病域	要医療域
健診の目安	総コレステロール	189以下	190～259	260以上
	LDLコレステロール	119以下	120～159	160以上
	HDLコレステロール	50以上	35～49	34以下
	中性脂肪	119以下	120～299	300以上

血糖（mg/dl・%）

	項目	正常域	未病域	要医療域
健診の目安	空腹時血糖（mg/dl）	99以下	100～125	126以上
	HbA1c（%）	5.0以下	5.1～6.4	6.5以上

注1.病気の診断基準値とは異なります。
注2.血圧の未病域は正常高値からI度高血圧まで含めています。

過ごし、「ボケ」とは縁遠い「長寿者」のみなさんです。

メディアなどで紹介される長寿者の方を見ていると、ほとんどの人がこまかなことにはこだわらず、食事などで特に気をつけたことはないとおっしゃっています。

このおおらかさ、いい意味での「いい加減さ」がボケ予防、認知症予防にいいのだろうと私は思っています。まじめの反対ですから、ズボラと言ってもいいでしょう。ズボラにのんびり楽しく生きるのが、実はいちばんの認知症予防ではないか、そう感じています。

とはいえ、「いい加減」はどれくらい？という疑問が浮かびます。その人の体質によっても違います。確かに暴飲暴食はもちろんよくないですし、あまりこまかなことまで制限されるとめんどうになってしまいます。そこで、本書ではこれだけ守ればボケ、認知症予防になる、いい加減にできるズボラな特効食、生活習慣をまとめました。〝まじめ〟〝勤勉〟をやめて、それだけ気をつければいい、ズボラにボケや認知症を予防する食べ方、生き方です。

本書で言うズボラとは、「優等生的に生きるな」ということです。なんでも食べていいとか、ダラダラすごしていいということではありません。無理をせず、できるときにできることをする、積極的なズボラ、〝いい加減〟な生き方のすすめです。完璧を求めることはありません。ときには間違いがあってもいいのです。

食事以外に、規則正しい生活が脳の老化を早める

認知症には食事が大きく関係していますが、それ以外にも、毎日の生活のなかにも脳の老化を早める要素があります。それも、〝まじめ〟〝勤勉〟な人ほど陥りやすい落とし穴があるので要注意です。

例えば、規則正しい生活が健康にいいからと、毎日同じ時間に起きて、仕事に行って、まっすぐ帰宅して、代わり映えのしない生活を粛々と送ることが健康的だと思っていませんか。実は、まじめに勤勉に同じことばかり続けていると、脳がさぼってしまって老化が早まってしまいます。九八歳まで元気に生きた長寿のおばあさ

んが、ひそかに寝酒ならぬ朝酒をコップに半杯楽しんで、鼻歌を歌って気持ちよく一日を過ごしたという例もあります。

ひとつひとつはよいことのはずなのに、まじめにやりすぎると逆にボケやすくなるなんて、びっくりしますよね。少し乱暴な言い方をすれば、単細胞的生活をしているとボケるということです。いったいどういうことでしょう。

それは、脳が「考える」臓器だからです。

脳がどんなふうに働いているか、ふだんあまり考えることはないかもしれません。私たちがふつうに生活している間、脳は常に働いています。それこそ意識していないときにも脳は一生懸命働いています。

ものを考えたり、仕事をしたり、料理をしたり、スポーツをしたり、友人と話したり、暑い寒いを感じたり、私たちが行動するすべてのことから脳は情報を受け取り、指令を出しています。見る、聞く、触れる、味わう、においを嗅ぐといった基本的な五感もそうです。私たちは、脳からの指令で生きているのです。

毎日の行動すべて、とりわけ「食べる、寝る、運動する」ことができるのも脳の指令があるからです。私たちが生きているかぎり、脳は複雑な指令を全身に送り続け、同時に目や耳や鼻、皮膚など全身の感覚器からさまざまな刺激を受け取っています。脳の働きが衰えれば、体を動かせなくなり、ものを考えることができなくなり、やがて死に至ることを意味します。

生命活動の司令塔である脳にはたくさんの神経回路があり、それぞれが違う回路を使って「ものを考えたり」「体を動かしたり」「五感を使って周囲の環境を感じたり」しています。

ひとつのことだけを集中してやっているときには、それに必要な回路を集中して使っているので、それ以外の使っていない、さぼっている神経回路ができてきます。別の意味では休養しているのです。頻繁に使う必要はないのですが、ときどきは使ってあげないと、いざ出番がきたときにうまく反応できない……、ということもあります。

例えば、からだを鍛える筋力トレーニングも、いつも同じ動きばかりしていると、同じ筋肉ばかり動かすので、鍛えられる筋肉は一部にすぎません。同じように脳もかぎられた回路しか使わないことになります。

そうすると、鍛えていない部位の筋肉やそれに関わる神経回路はさぼってしまって、機能が低下してしまいます。その結果、体のバランスをうまくとれなくなって転倒しやすくなったり、ふだんとらない姿勢をとったことでぎっくり腰になってしまったりするのです。

毎朝決まった時間に起きて、特に考えることもなく同じ通勤路を通い、決められた仕事をこなして、いつもほぼ同じ時間に帰り、まっすぐ家に帰って過ごす……。規則正しい生活のように感じるかもしれませんが、毎日同じ行動を繰り返しているので、脳は新しい刺激を受けなくなってしまいます。

決まった行動を続けていると、やがて脳はそれをルーチンワークとしてこなすようになり、同じ神経回路ばかりを使っているので脳も体も活性化しません。

もちろん、仕事をしている間、脳はフル回転しているでしょうが、それは仕事に関する神経回路ががんばっているだけです。仕事以外の神経回路、例えば、体を動かしてふだん使わない筋肉を使ったり、違う通勤路を通ることでそれまでと異なる風景を見たり、家族や職場の人とあいさつ以外の会話をしたり、そうした仕事以外の刺激をどれくらい受けているかで脳の働きが変わってきます。

脳はものを見たり、手を動かしたり、考えたり、声を出したり、聞いたり、臭いをかいだりする役目はそれぞれ違った脳の部位が働いており、それらが連携して働いています。まったく利用しない部位があると、それを司る脳はうまく働かなくなります。しばらく動かしていない器械がサビてしまったり、洋服にカビが生えてしまったりするようなものです。

そうならないためには、多様な、また新鮮な刺激を常に脳に伝えましょう。そうすれば、脳の隠れた部位が目覚め、磨きがかかることになります。

仕事以外のことをほとんど気にかけないで過ごすと、新しい刺激があまり入ってきません。そうなると、脳はあまり働いているとは言えません。

皮肉なことに、仕事ばかり熱心にがんばって、家庭や遊びのことを二の次にしてしまっているまじめで勤勉な生活は、脳に与える刺激が少ない生活ということになってしまうのです。

脳にいい〝ズボラな生き方〟は柔軟に楽しむこと

脳の複雑に張り巡らされた神経回路をさぼらせないためには、コレと決めたことばかりするのではなく、いろいろなことにチャレンジすることが大切になります。筋トレでふだんあまり使わない筋肉をきたえたり、通勤ではあえてふだん通らない道を歩いてみたりして、いろいろな情報や体の動きを経験することが、脳を活性化させ、ボケ予防にとても役立つのです。

仕事だけでなく趣味も楽しみ、ルーチンにこだわり過ぎない、笑ったり泣いたり、人生を柔軟に楽しむことこそが、私が提唱する「ズボラな生き方」です。〝まじめ〟

〝勤勉〟に決まったことを毎日繰り返すルーチンに縛られる生き方をやめて、積極的に前向きなズボラになることをすすめています。

ただ、気をつけていただきたいのは、けっして暴飲暴食や乱れた生活をすすめているわけではありません。神経質に生きるのではなくちょっとズボラになって、自分の体質や生活習慣にあったものをできる範囲で実践して欲しいということです。

人は体質や環境がみんな違っています。自分に合ったやり方や楽しみ方を探してみましょう。

多くの人と交流していろいろな話を聞いたり、本やインターネット、テレビなどの情報を集めたりすることもいいでしょう。ただ、そのなかから自分に適したものを見出すことは難しいかもしれません。試行錯誤しながら選んでいくことになります。でも、それも楽しみの一つと考えればストレスになりません。

食事については、肉や魚を適度に食べ、旬の野菜や果物を楽しみましょう。脳にいいとされるものはできるだけ食べるようにして、逆に脳の老化を招く食べ物はほどほどにするようにします。

運動は好きなスポーツがあればそれを続けるといいでしょう。時間の余裕があまりなく、運動する時間がなかなかとれない場合には、通勤の途中で歩くだけでいいですし、駅などで階段があればいいチャンスと考え、歩いて登るようにします。座って仕事をしているのであれば、こまめに立ち上がって体を動かすだけで、ずいぶん違います。電車が空いていれば、吊り革につかまって片足立ちをするのもトレーニングになります。くれぐれも周囲には迷惑をかけないように。


働き盛りの年代は、責任のある仕事をまかされ、残業が続き、休日も仕事でつぶれてしまうこともあるでしょう。そうしないと仕事が終わらない、家族を養えないから頑張っている人もいるかもしれません。

筋肉も関節も肝臓も腎臓も膵臓も心臓も脳も、負担をかけすぎると疲れ果ててしまいます。体は休養して回復させることが必要です。夜、十分な睡眠時間をとるようすすめられるのはそのためです。夜眠れないときは昼に仮眠をとりましょう。

がんばりどきはありますが、無理を重ねているといつか心身ともに限界がきてしまいます。少し仕事にゆとりが出てきたら、発想転換をしてみませんか。少し肩の力を抜いて、自分にできること、楽しんでやれることをやるズボラな生き方にシフトチェンジしていきましょう。

そのほうが、かえってボケ予防にはいい、それは言葉のあやではなく、認知症に陥らない重要ファクターである、私はそう考えています。

ボケや認知症は加齢とともに出てきます。ただ、そのスピードはあなたの食べ方や生き方、すなわち毎日の生活で変わります。何を食べて、どう生きるか、それによってあなたの一〇年後、二〇年後、三〇年後は変わります。元気で生き生きとすごすために、今日からできることを始めましょう。

キーワードは〝ズボラ〟にやることです。まなじりを決して一生懸命やっても疲れてしまいますし、いいことはありません。肩の力を抜いて、できることからやってみてください。

多少ボケても自分が楽しくすごせればそれがいちばんです。周りに迷惑をかけず、自分が楽しくすごすことが大事なのです。

本書では、「これさえ守ればＯＫ」というボケない、認知症にならない〝ズボラな食べ方・生き方〟を三章にまとめました。七つありますが、どれもズボラにできることばかりですからがんばる必要はありません。

まずは、肩の力を抜いて、気楽な気分で読んでみてください。

第二章

劇的変化、知っておきたい認知症の最新事実！

六五歳以上では五人に一人が認知症になる⁉

今さらではありますが、認知症とはどんな病気でしょうか。

簡単にまとめると、記憶力や認知機能が低下して、社会生活を送るのに支障をきたした状態のことを言います。症状が進行すると寝たきりになり、ゆくゆくは介護が必要になる……。発症してしまうと治らない……。根本的な治療がない……。こう書くと、とてもやっかいでこわい病気です。

しかも、現在、認知症を根本的に治す治療法はありません。神経細胞が傷つき、脳が完全に萎縮して認知機能が低下してしまったら、元には戻らないのです。こう聞くと、「どうすればいいの……」と暗い気持ちになるかもしれませんが、認知症に対する研究は進んでいますし、医療技術も進歩しています。新薬の研究開発のおかげで、早期に発見して治療を受ければ、症状の進行を遅らせることができるようになってきました。神経細胞の移植療法も可能になる時代がおそらく来るでしょう。

冒頭でも紹介したように、最先端の研究レポートによって認知症の発症には何を食べるか、どんな生活を送っているかなど、生活習慣がとても重要であることがわかり、大きく注目を集めています。

認知症にならないために、また、もしかしたら自分の家族が発症したときに、どのような生活を送ればいいのか、早期発見のために何に気をつければいいのかを「知って」「備えて」おくことがとても大切なのです。

「ボケてきた？」と感じたとき、脳の老化は始まっている

あなたはどんなときに「ボケてきた」と感じますか？

テレビに映っているタレントの名前が思い出せなかったり、買い物に行ったときに何を買おうとしたのかうっかり忘れてしまったり、ボーッとして駅を乗り過ごしてしまったりと、「うっかり」もの忘れしたときや失敗したときに、「ボケてきた

……」そんなふうに感じるのではないでしょうか。

こうしたボケと認知症は別物と言われていますが、このようなちょっとした「うっかりボケ」は脳の老化が始まっているサインなので要注意です。

もちろん、ちょっとしたボケが続いたからといってすぐに認知症を発症したり、将来、必ず認知症を発症したりするわけではありません。

個人差もありますが、加齢とともに脳の認知機能は徐々に落ちていきます。五〇代になると新しいことを覚えるのに時間がかかるようになりますし、六〇代を過ぎるともの忘れが徐々に増えてきます。なかには、四〇代からこうした「うっかり」や「物忘れ」があるという声も聞きます。

その一方で、年をとってもボケとはほど遠く、記憶力が衰えることなく生き生きと毎日を送っていて、物忘れなんて縁のない高齢者もいます。

芸術家は年をとってもボケにくいなどという話も聞きますが、加齢とともに認知機能が低下するからといって、みんな同じようにボケてしまったり、物忘れが多くなったりするわけではありません。

この違いはどこにあるのでしょう。大きく二つの原因が考えられます。

ひとつは、自覚症状のない小さな脳梗塞が起こることで脳の神経細胞が傷ついて、認知機能が徐々に低下していくパターン。これらは「無症候性脳梗塞《むしょうこうせいのうこうそく》」「隠れ脳梗塞」などと呼ばれ、はっきりした自覚症状がないため、たまたま受けた脳ドックや脳のＭＲＩ検査などで見つかることが多くなっています。

脳の細い血管が詰まるので、ひとつやふたつなど少なければ特に問題ないのですが、数が増えていくと認知症を発症することになります。

自覚症状がないため気がつかないうちにどんどん進行してしまうのが隠れ脳梗塞のこわいところです。そして、高齢者だけでなく、四〇代と働き盛りの若い年代でも発症しているケースもあります。

もうひとつの原因は、脳の神経細胞の神経伝達機能が加齢によって低下しているパターンです。これは、わかりやすく言うと「神経細胞のつながりが悪くなっている状態」です。

携帯電話で会話しているとき、電波がつながりにくい場所だと会話がブツブツ切れてしまいます。それと同じように、脳の神経細胞のつながりが悪くなって、情報伝達がスムーズにできなくなっているのです。

脳はものを考えたり、運動したり、指先を動かしたり、新しいことを経験したり、さまざまな刺激を与えることで神経細胞のつながりが強くなり、情報伝達がスムーズにできるようになります。年をとったからといって必ずしも低下するわけではありませんし、いくつになっても強化できます。

好奇心旺盛でアクティブな生活を送っている人や、創作活動に意欲的に取り組んでいる人が認知症になりにくいのは、脳に刺激のある生活を送り、神経細胞のつながりを日々強くしているからでしょう。

繰り返し行うことで物事がうまくできるようになるのは、神経細胞のつながりが強化されるためです。

わかりやすくまとめると、ボケは「脳の力が衰えているサイン」と言ったほうがいいかもしれません。そしてその主な原因は、自覚症状のない脳血管性の脳梗塞による神経細胞へのダメージや、神経細胞のつながりの悪さです。

神経細胞が傷ついた場合、一度、壊死してしまった神経細胞は元には戻りません。そうならないよう予防することが大切です。一方、神経細胞のつながりはいくつになっても強くすることができます。そして、それにはあなたの食事を中心とした生活習慣が大きく関係してきます。具体的な最先端の食事法は四章で紹介しました。

単なるボケと認知症は、どう違うの？

単なるボケと認知症はどこが違うのでしょうか。

加齢によるもの忘れ（ボケ）と認知症によるもの忘れは少し違います。特徴をそれぞれ紹介するので、自分自身や家族に気になる症状がでてきたときにはチェックしてみてください。

【加齢によるもの忘れ】

●ものごとや記憶の一部分を忘れる
●ヒントがあると思い出せる
●もの忘れをしている自覚がある
●いま何時か、どこにいるかなど、時間や場所はちゃんとわかる
●日常生活への支障がない

【認知症によるもの忘れ】

●ものごとのすべてを忘れる
●最近あったことも忘れてしまう
●もの忘れをしている自覚がない
●時間や場所がわからないことがある
●日常生活への支障がある

ボケは脳の老化が始まったサインではありますが、すぐに認知症が心配されるわけではありません。一方、認知症によるもの忘れは「忘れたことを忘れてしまう」「日常生活への支障がある」ので、自分で認知症だと気がつくのは難しく、家族や周囲の人が「あれ？」と思って気がつくケースがほとんどです。

とはいえ、日常生活に支障がない「単なるボケ＝加齢によるもの忘れ」とはいっても、やたらにもの忘れが多いのは自分でもイヤになるでしょうし、程度の差こそあれ、周囲の人に迷惑がかかっていることも十分考えられます。

また、ボケてきたと感じてからもそれまでと同じ生活をずっと続けていると、脳の老化は加速度的に進んでしまうことがあり、遠くない将来に介護が必要になってしまうかもしれません。

そうならないように、単なるボケのときに自分自身の生活を見直して、脳と他の臓器を活性化して、老化しにくい生活を送ることが大切なのです。認知症でないからと安心せず、ボケない生活を目指しましょう。

認知症とはどんなもの？ 認知症の最先端脳科学
……高血糖、高血圧、脂質異常のコントロールが急務

ここでは、認知症が心配になってきた方に、三つの代表的なパターンを紹介しましょう。

脳の機能を低下させる病気はたくさんあり、その数は五〇以上にものぼりますが、認知症の原因の大半を占めるのはアルツハイマー型認知症と血管性認知症です。

複数の要因が絡み合い、どのタイプかの診断が難しい場合もありますが、六五歳以上では全体の約八割がこの二つのタイプ、もしくはそれらの混合型のいずれかにあたると言われています。最近、メカニズムが明らかになったレヴィ小体型認知症もありますが、約一割と少数です。

まずは、これら三つの認知症のよくあるパターンを知って、自己チェックしてみてください。アルツハイマー型認知症、血管性認知症、およびレヴィ小体型認知症

について特徴的なポイントをそれぞれ知っておきましょう。

ほんの少し前のことも思い出せない【アルツハイマー型認知症】…食事や運動不足、ストレス、加齢などが原因

脳の神経細胞にアミロイドβやタウタンパクなど、異常なタンパクが蓄積して神経細胞が傷害されて死滅することで発症します。異常なタンパクがなぜ生じるのか、どれくらい蓄積したら発症するのかなど詳しいメカニズムははっきりと解明されていませんが、記憶を司る「海馬《かいば》」という部分から脳の萎縮が始まります。

海馬の萎縮が進行すると、ほんの少し前のことも思い出せないなど記憶力が著しく低下し、家族の顔がわからなくなったり、自宅に帰れなくなったり、洋服が着られなくなったりなど、自分だけでは日常生活が送れなくなってしまいます。

異常なタンパクの蓄積や神経細胞が壊死する原因ははっきりしていませんが、遺伝的素因に高血糖、高血圧、高脂肪食、運動不足、過度なストレスなど環境的素因が関連して発症すると言われています。もっとも大きな要因は加齢で、年をとれば

とるほど発症するリスクが高くなります。

急に短気になったりうつ状態…身だしなみに気を遣わない――

【血管性認知症】…動脈硬化の進行による脳血管へのダメージが原因

脳梗塞、脳出血、くも膜下出血など、脳の血管が切れたり、詰まったりして脳の血流が滞り、神経細胞に酸素や栄養が送られなくなって壊死してしまうことが原因で起こる認知症です。

認知機能がどれくらい低下するかは、脳のどの部分の血管が詰まった(出血した)のかで変わります。手足のマヒ、言語障害などが多いのですが、怒りっぽくなったり、うつ状態のようになったり、身だしなみに気を遣わなくなったりなど、性格や行動に現れることもあります。発作後に現れる症状は人によってさまざまです。

脳卒中は気がつかない小さなものもあり、それを繰り返すたびに認知機能が徐々に低下していきます。脳卒中の発作を防ぐことが、認知機能の低下を防ぐことにつながります。

それには、高血糖、高血圧、脂質異常症などの治療や数値のコントロールがとても重要です。食事や日常生活に気をつけるのはもちろんですが、必要があれば薬で血圧や血糖値をコントロールすることも脳卒中の予防に役立ちます。

高血糖、高血圧、脂質異常症の予防は、動脈硬化予防につながるので、これらの数値が異常にならないよう食事に気をつけることは、発症前の予防策として有効です。認知症のなかでは、生活習慣の改善による予防効果がもっとも期待できます。

転倒しやすい、動作が遅くなる――

【レヴィ小体型認知症】…最近わかってきた新しいタイプの認知症

アルツハイマー型認知症、血管性認知症に次いで三番目に多いタイプです。ただ、割合は全体の一〇～二〇％程度とそれほど多くありません。最近知られてきた認知症で、アルツハイマー型認知症やパーキンソン病と間違われることもあります。

レヴィ小体という異常な物質が脳幹に出現し、幻視（実際にはないものが見える）や錯視（見るものが実際と違って見える）などの症状が比較的早期から現れます。

●認知症のタイプで分けた割合

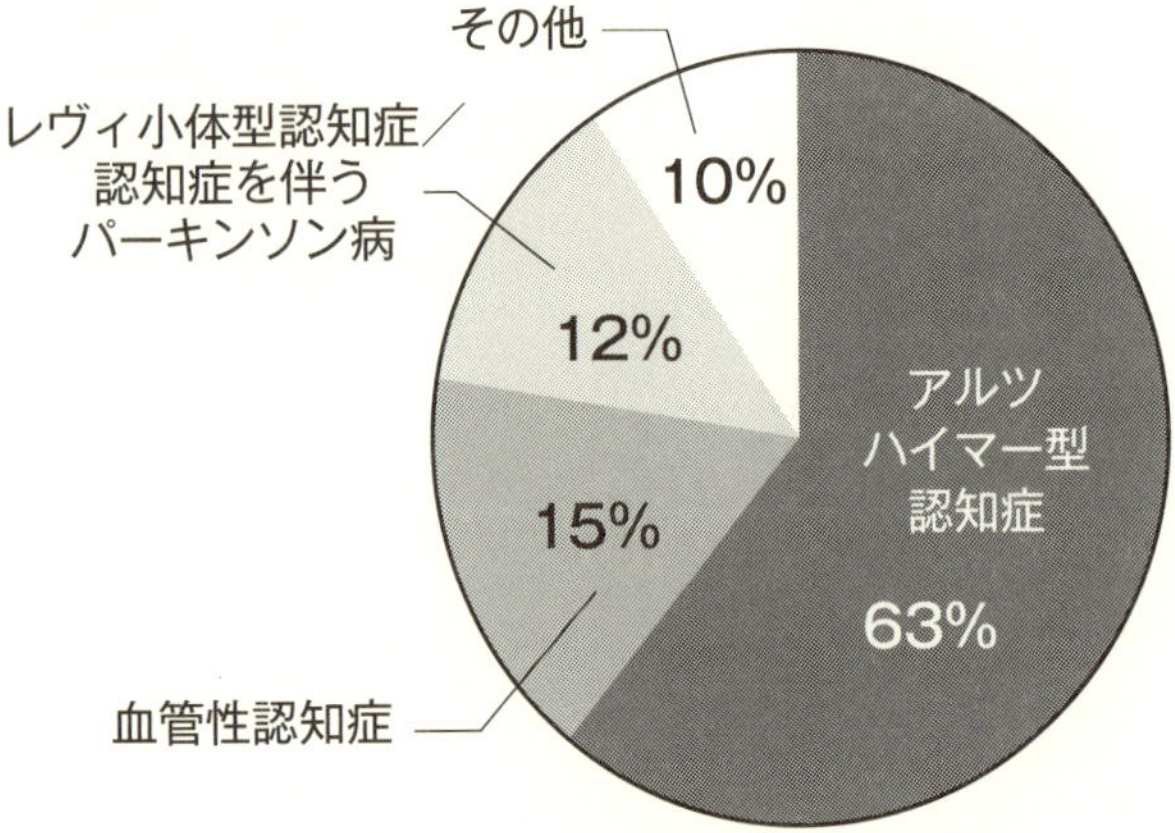

Wada-Isoe K.et al.Neuroepidemiology 32(2):101-106,2008 をもとに作成

レヴィ小体はもともとパーキンソン病患者の脳から発見された物質で、手足のふるえ、転倒しやすい、動作が遅くなるといったパーキンソン病のような症状があるのもレヴィ小体型認知症の特徴です。

一九七〇年代に発見され、広く知られるようになったのは一九九〇年代後半と最近です。レヴィ小体型認知症についての研究はこれからで、レヴィ小体がなぜ脳に蓄積するのかはまだわかっていません。

ただ、アルツハイマー型認知症と同じように、薬で症状の進行を遅らせることができることがわかっています。

認知症の半数以上を占めるアルツハイマー型認知症は、一九九九年の三万人程度から、二〇一一年には三六万六〇〇〇人と約一二倍に急増しています。年代別にみた認知症の割合は六五～六九歳では一%ですが、八〇歳では二〇～二五%、九五歳以上になると四〇～五〇%と加齢とともに急激に増加していきます。

高齢化が進む日本では、認知症は誰にでも起こり得る病気となりました。にもかかわらず、ほとんどの人が「認知症になりたくない」という意識がある一方で、心のどこかで「まさか自分がなるわけない」と思っています。

もの忘れが増えてきたり、記憶力が低下したりしても、「年だからしょうがない」とか「ボケてきたな」と感じるだけで、まさかそれが「認知症に進行するかもしれない」とは思わない、いえ、思いたくないのでしょう。実際のところ、誰もが認知症のリスクを抱えていると言っても過言ではありません。

「そんな。自分が認知症になるなんて考えたくない!」とショックを受けてしまうかもしれません。安心してください。予防策はあります。

認知症はいきなり発症する病気ではありません。生活習慣で受ける脳へのダメージは、一〇年、二〇年という長い年月をかけて徐々に蓄積されます。認知症の種は三〇代、四〇代と若い頃に芽を出し、五〇代、六〇代にじわじわと成長して、七〇代、八〇代で一気に姿を現します。年を重ねるにしたがってそのスピードは加速度が増していきますが、それには個人差があります。

逆に言えば、五〇代、六〇代の過ごし方によって、脳に与えるダメージを減らすことも可能です。むしろ、五〇代からどう過ごすかが、あなたの脳の老化スピードを決めると言ってもいいくらいです。

あなたがどんなものを食べ、どんな生活を送っているか、そして、どれくらい脳を働かせているかで、脳が老化するスピードは変わってきます。

いくつから始めても、早すぎることはありません。ただ、遅くとも五〇歳を過ぎたら脳を元気にする、活発に働かせる食生活を意識することをおすすめします。

認知症の一歩手前での予防が大切

　認知症がやっかいなのは、自覚症状がほとんどないので、気がついたときには進行してしまっていることです。体内ではジワジワと脳の神経細胞の障害が進み、気がついたときには認知症がかなり進行してしまっている……。これは珍しいことではありません。そして、残念なことに、いったんダメージを受けてしまった神経細胞は元の状態には戻らないのです。

　認知症を予防するためには、脳が致命的なダメージを受ける一歩手前の段階で日常生活を見直し、脳へのダメージを少しでも減らすこと、それが何よりも確実な認知症予防になります。

　認知症を予防するためにどうすればいいのか、食事がまず第一、運動、睡眠、ストレス、脳を活性化するための刺激など気をつけることはたくさんあります。

　しかし、それらすべてをストレスなしに完璧に守ることは極めて難しく、並みの人間にはとてもやり遂げられるものではありません。

その一方で、認知症の予防は一〇年、二〇年続けないと効果がありません。この、続けることが大切なのです。

本書ではあまりこまかいことを気にしすぎず、これだけは気にした方がいいことを七つの〝ズボラな食べ方・生き方〟としてまとめました。

もちろん完璧にやる必要はありません。これはできそうだからやってみよう、ここはちょっとがんばればできるかな、という風に〝いい加減〟にやることが、ストレスをためず、無理なく長期的に続ける秘訣です。

認知症のリスクを跳ね上げる〝高血糖〟

認知症予防では何に気をつければいいのでしょうか。最新の研究で明らかになってきたのが血糖値との関係です。

九州大学が二〇年以上継続している、生活習慣と認知症発症リスクとの関連性を追跡調査した久山町研究という大規模調査があります。この研究で、アルツハイマー型認知症のリスクに血糖値が関係していることが明らかになりました。

一九八八年の健康診断で七五g経口糖負荷試験を受けた、久山町の住民一〇一七人を一五年間追跡調査したデータから、耐糖能レベルによる認知症のリスクを算出したところ、糖尿病だけでなく、食後高血糖となる人でも高確率で発病していました。特にアルツハイマー型認知症のリスクが非常に高くなっていたのです。

さらに、追跡調査の結果、脳血管性認知症でも耐糖能レベルとの関連性が見られました。何かしらの耐糖能異常がある場合、正常な人よりも認知症の発症率が高くなっていたのです。

耐糖能とは、血液中のブドウ糖の量（血糖値）を正常な状態に保つための処理能力のことです。私たちが食事で糖質（ごはんやめん、パンなどに多く含まれている栄養素）を摂取したとき、血液中の血糖値は一時的に上昇します。ただ、すい臓から分泌されるインスリンというホルモンの働きで、血液中のブドウ糖は細胞に運ばれ、使いきれない余ったブドウ糖は肝臓や脂肪細胞に蓄積されて、食後しばらくすると血糖値は元の状態に戻ります。このシステムが正常に働いていない状態が耐糖能異常です。

健康な人の空腹時の血糖値は八〇〜一一〇mg／dL、食後血糖値（食後二時間経ったときの血糖値）で一四〇mg／dL未満とされ、それ以上の数値だとブドウ糖を処理する能力が低下した状態（耐糖能異常）とみなされ、それが長期間続くとやがて糖尿病と診断されます。

久山町研究で注目されたのが、食後血糖値が高い人、糖尿病ではないけれど、その一歩手前、糖尿病予備軍と呼ばれる状態の人でもアルツハイマー型認知症の発症リスクが高かったことです。

それまでは、食後高血糖は糖尿病ほど深刻な状態とは認識されていませんでした。ところが、久山町研究の追跡調査で食後高血糖がある場合、糖尿病と同じくらいアルツハイマー型認知症のリスクが高いことがわかり、糖尿病を発症する前段階での予防の重要性が注目されるようになってきています。健康診断などで空腹時の血糖検査だけでは見逃されてしまうため注意しなければなりません。

その影響もあって、最近は糖質制限が人気です。糖質制限と認知症との関係はち

●久山町研究の認知症追跡調査

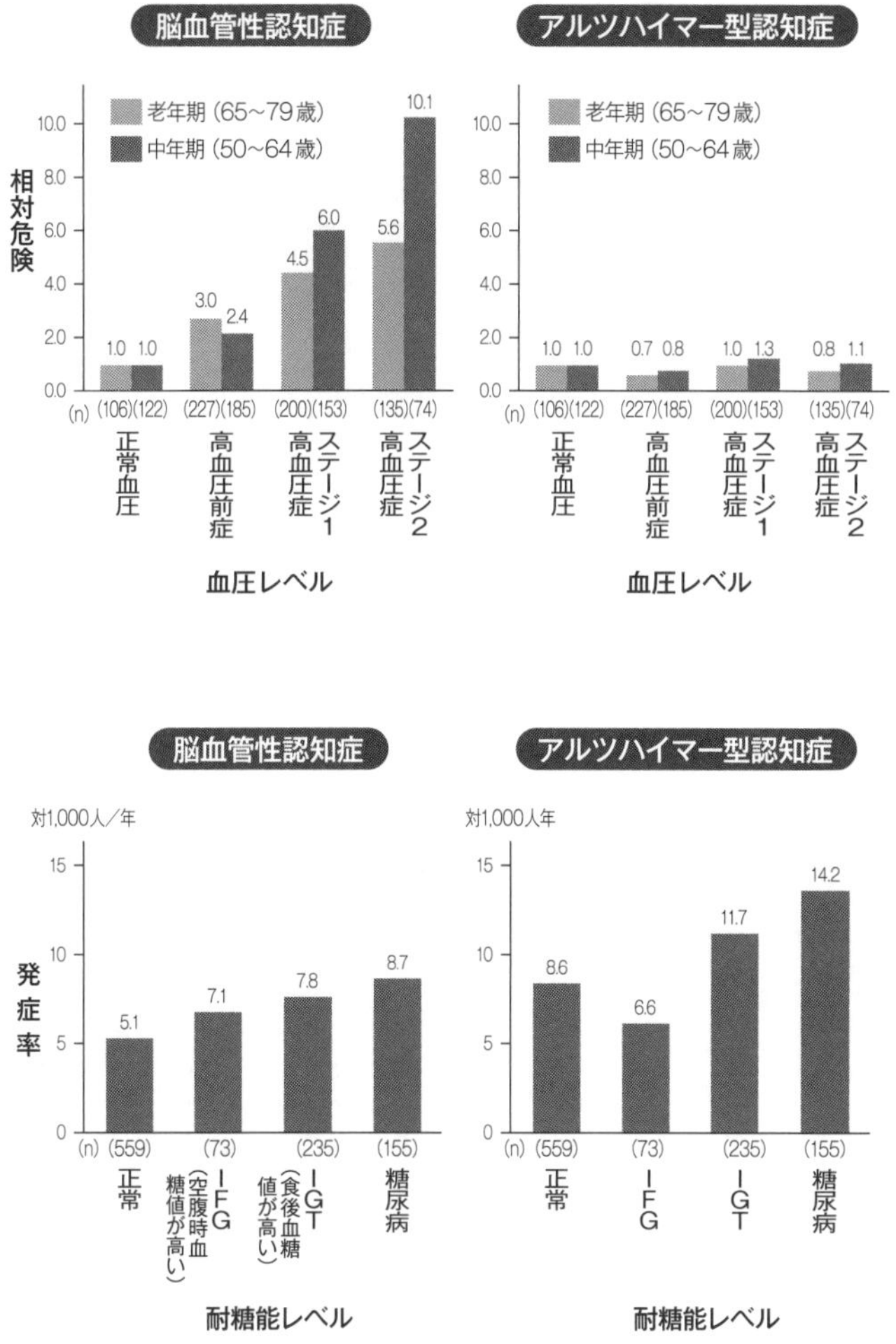

ょっと複雑になりますが、これからの健康長寿のカギとなるので、栄養学の専門的なことや最新情報も交えて詳しくご紹介しましょう。

第三章

ボケ・認知症にならない
ズボラな食べ方・生き方七か条

①ココナッツオイルで、「ケトン体」をうまく活用しよう

認知症予防の最新キーワード〝ケトン体〟

現在、認知症予防の最新キーワードと言えば「ケトン体」です。

ケトン体とは、有酸素運動などで脂肪をエネルギー源として利用したとき、体内の脂肪からつくり出される物質です。

これまで、「脳はブドウ糖しかエネルギー源にできない」という考え方が、常識

として信じられてきました。最近も「脳はブドウ糖しかエネルギー源として使えないから糖質制限は危険」という記事をみかけることがありますが、これは大きな誤りです。

ケトン体はブドウ糖とともに、私たちの体や脳を働かせるためのエネルギー源として一躍注目を集めています。

それなのに、医師の間ではケトン体がまだ十分には認められていません。これは、ケトン体がこれまでは「糖尿病が悪化したときに体内に発生するもの＝健康を害するもの（悪者）」と教えられてきたからです。

実は、医学部の学生が勉強する教科書には「ケトン体の血中濃度が高くなるのはよくないことである」と説明されています。

これはケトン体が悪いのではなく、糖尿病が進行した患者さんの体内でブドウ糖をエネルギー源として利用できなくなったとき、ブドウ糖に代わるエネルギー源としてケトン体をつくり出す「糖尿病性ケトアシドーシス」という病態の説明です。

といっても、「糖尿病性ケトアシドーシス」が異常な状態であるのは、ケトン体そのものが悪いのではなく、ブドウ糖代謝ができなくなり、血液が酸性になっているためです。それなのに、まるでケトン体が健康を害するものであるように教えられ続けてきました。

教科書を信じるならケトン体の血中濃度が高い状態は、異常と診断されます。ところが、研究が進み、ブドウ糖代謝が正常な健康な人も、糖質を制限するとケトン体の血中濃度が高くなることがわかってきました。古くはてんかんの治療食として利用されてきたケトン食が、最新の研究で、ガンや認知症、動脈硬化予防など健康によい作用があることが明らかになったのです。

これまでも、ブドウ糖と脂肪酸がエネルギー源として利用されていることが広く知られています。この脂肪酸がエネルギー産生に使われるときに、ケトン体が合成されています。

ケトン体の最新情報を理解している栄養学の専門家や医師は、ケトン体は決して悪者などではなく、健康長寿に役立つすばらしいものであることをわかっています。ところが、新しい論文を読む時間も興味もない医師は、いまだにケトン体を悪者とする人が少なくありません。これまでの常識を信じていると不利益を被るもっともわかりやすい例と言ってもいいくらいです。

特殊な〝食環境〟におかれた現代人

なぜ、ケトン体がこれほど注目されているのでしょうか。

それは、現代の日本人は血糖値に異常がある人が増えているからです。二〇一二年の「国民健康・栄養調査結果」(厚生労働省)によると、糖尿病とその疑いが強い人の合計は二〇五〇万人で、なんと国民の五人に一人にのぼります。

飽食の現代、一部の地域を除いて私たちは飢えることがなくなりました。その一方で、車や電車、バスなど交通手段が発達して、体を動かす機会、つまりエネルギーをそれほど使わなくなっています。飢餓と闘ってきた人類の長い歴史からみると、現代人は異常とも言える特殊な状況にいるのです。

いくら飽食の時代でも、災害時のように飢えのおそれがまったくないわけではありません。いざというときのために、私たちには体内にエネルギー源として脂肪を蓄積する仕組みが備わっています。

この脂肪はふだんの食事で使い切れない、余ったエネルギー源がため込まれていきます。さほどおなかが減った（空腹感）と感じなくても、それがふつうだからと一日に三回食事をとっていると、食事でとったブドウ糖を使い切らないうちに次の食事をとることになります。このとき、使い切れず余ったブドウ糖は脂肪細胞に中性脂肪としてため込まれ、どんどん太ってしまいます。しかも、蓄積された内臓脂肪は体内で悪さをしてさまざまな病気を招くのです。

糖質の過剰摂取や運動不足などによって、血液中のブドウ糖を正常に代謝できない人が増え、糖尿病予備軍となっています。そして、糖尿病をはじめ、脳卒中、心筋梗塞、認知症、がんなどさまざまな病気を引き起こすことになります。

血糖値が高い状態が続くと血管壁が傷つきやすく、動脈硬化が促進して脳卒中や心筋梗塞のリスクが高くなりますし、認知症のリスクも高まります。血液中の過剰なブドウ糖は私たちの健康を害する、それは間違いありません。

アルツハイマー型認知症は三型糖尿病

糖質の過剰摂取が招く病気の代表格がアルツハイマー型認知症です。

最近の研究報告で、アルツハイマー型認知症の患者さんの脳の神経細胞が、糖尿病のようにブドウ糖をエネルギー源として利用できない状態になっていることが確認され、「三型糖尿病」「脳の糖尿病」などと呼ばれるようになっています。

それくらい、アルツハイマー型認知症には糖代謝との関係が深いことがわかってきています。

具体的に言うと、アルツハイマー型認知症の脳の神経細胞ではインスリンが正常に機能せず、ブドウ糖が使えなくなっています。そのため、神経細胞がエネルギー不足に陥り、認知機能が著しく低下しているのです。

ブドウ糖を使えないのなら代わりにケトン体を利用できないかと、体内で分解されるとケトン体が合成される中鎖脂肪酸が、アルツハイマー型認知症の治療薬として治験がすすめられたことが、ケトン体が注目されるきっかけとなりました。

ケトン体についての研究は進み、認知症の予防や改善以外にも、さまざまな恩恵をもたらす新しいエネルギー源として大注目されています。

カロリー制限食でケトン体が合成されているときには、長寿遺伝子（サーチュイン）が活性化しているという研究報告もあります。何より、エネルギー源をブドウ糖に依存しないので、糖尿病の予防や改善に役立ちます。最近はケトン体を増加させる糖尿病治療薬も開発され、日本をはじめ世界の国々で使われています。

認知症だけではありません。ブドウ糖を利用して増殖するガン細胞は、ケトン体の血中濃度を高めることで増殖しなくなるという報告もあります。最新のケトン体研究では、がんの予防や改善という分野にも期待が高まっています。

こう聞くとケトン体がとても魅力的なエネルギー源に感じます。最近では、健康長寿のためには、ブドウ糖よりもケトン体をメインエネルギーとして利用したほうがいいという声も高まっています。

でも、その考え方は極端です。何より、ケトン体を合成している肝臓はケトン体をエネルギー源として利用できません。やはりブドウ糖も必要なのです。ケトン体とブドウ糖、ほどほどに利用するのがズボラ流です。

低糖質食、低脂肪食、どちらが健康にいいの？

少し難しいかもしれませんが、ブドウ糖やケトン体についてより詳しく知るためには、エネルギー代謝についての基本的なことを知っておきましょう。

私たちは食事からエネルギー源となる栄養素を摂取します。エネルギー源となるのは糖質（炭水化物／ごはんやめん、パン、いも類などに多く含まれる）、タンパク質（肉や魚介類、卵、乳製品、大豆製品などに多く含まれる）、脂質（植物油やバター、マーガリン、動物の脂肪など）の三つだけです。

野菜や果物に含まれるビタミンやミネラルはエネルギー源にはなりませんが、さまざまな代謝に欠かせない大切な栄養素です。糖質、タンパク質、脂質の三大栄養素にビタミン、ミネラルを加えて、五大栄養素と呼ばれています。

厚生労働省は、摂取エネルギーのバランスは炭水化物（糖質）が五〇～六五％、タンパク質は一三～二〇％、脂質は二〇～三〇％がよいとしています。二〇一四年の実際の日本人の三大栄養素の摂取バランスは、男性は炭水化物六〇・八％、タンパク質一四・三％、脂質二四・八％で、女性は炭水化物五八・三％、タンパク質一四・九％、脂質二六・七％と、厚生労働省の推奨基準とほぼ見合っています。

日本に比べ、欧米では炭水化物の割合が低めでタンパク質や脂質が多めとなっています。糖質は五〇％を下回っていることが多く、逆に脂質は四〇％と高めです。

糖質の割合が四〇％を切る場合は低糖質食（低炭水化物食）と呼ばれ、脂質が三〇％以下の場合は低脂肪食となります。

アメリカでは一九七〇年代に脂肪の過剰摂取がガンをはじめとする病気を増加していると指摘され、糖質の摂取割合を増やした低脂肪食がすすめられてきましたが、近年になって糖尿病の増加が問題視され、低糖質食（ローカーボ）をすすめる医師が増えてきています。

低糖質食がいいのか低脂肪食がいいのかといわれますが、現在は低糖質食の方が

●3つのエネルギー代謝

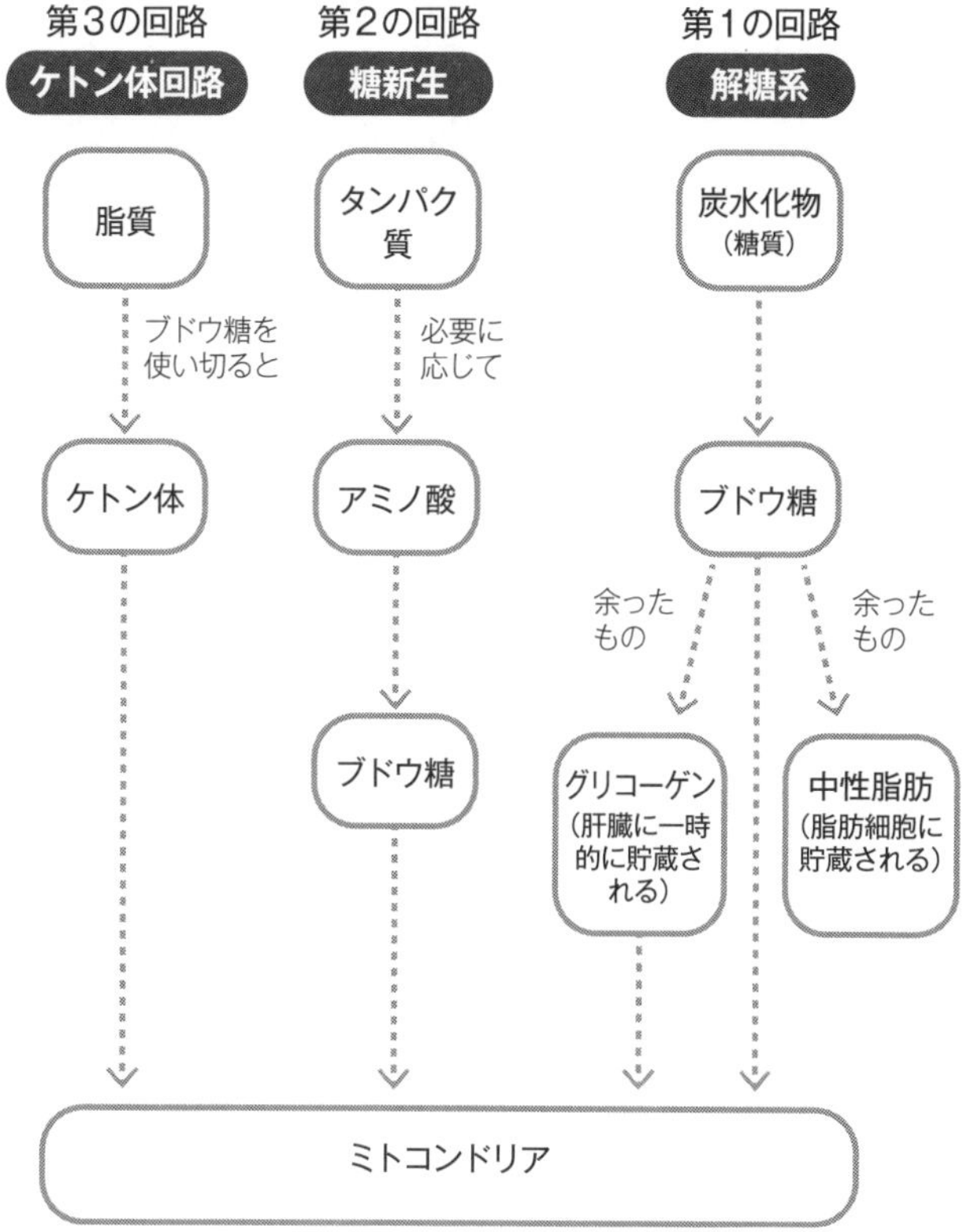

第3の回路
ケトン体回路
第2の回路
糖新生
第1の回路
解糖系
脂質
タンパク質
炭水化物（糖質）
ブドウ糖を使い切ると
必要に応じて
ケトン体
アミノ酸
ブドウ糖
余ったもの
余ったもの
ブドウ糖
グリコーゲン（肝臓に一時的に貯蔵される）
中性脂肪（脂肪細胞に貯蔵される）
ミトコンドリア

優勢です。ただ、いまのところはっきりした結論は出ていません。そもそも、生命活動を支える栄養の代謝は、特定の栄養素だけをとればいいわけではなく、すべてをとる必要があります。栄養素の比率が崩れると体内の代謝に影響するからです。

それぞれ、ちょうどよくとることが健康維持には大切です。極端な糖質制限も脂質制限も、長期的にみると体への負担となると私は考えています。

糖質をたくさんとっていると〝ケトン体〟の出番はない

ごはんやパン、めんなど高糖質食品を毎食とっていると、使い切れないくらいのブドウ糖が血液中に送り込まれます。私たちの体は細胞にブドウ糖をせっせと送り、エネルギーをつくります。

しかし、過剰な糖質摂取が続くと、使い切れずに余ってしまうブドウ糖がでてきます。余ったブドウ糖は肝臓にグリコーゲンという形で、血液中のブドウ糖を使い切ったときのために、一時的に蓄えられます。

ただ、グリコーゲンとして貯蔵できるのはせいぜい七～八時間で使い切るくらいの量です。それ以上のブドウ糖が余ったときには、インスリンの働きで脂肪細胞に中性脂肪としてため込まれていきます。

この中性脂肪がたまりすぎた状態が肥満です。糖質をちょうどよくとって使い切っている場合はよいとして、ときにたくさんとりすぎてしまうと、脂肪が体内にたまっていくという悪循環が生まれます。

エネルギー源をブドウ糖だけに頼っていると、ずっと糖質をとり続ける必要があります。では、長時間糖質をとらず、肝臓にためこんでいたグリコーゲンも使い切ったときにはどうなるのでしょう。

そんなとき、肝臓はタンパク質を分解したアミノ酸からブドウ糖をつくり出します。これを糖新生と言います。さらに、もうひとつ。脂肪からもエネルギーをつくります。このとき合成されるのがケトン体です。

このように、血液中のブドウ糖がなくなることはありません。ただし、血糖値が七〇mg／dL以下など極端に低下すると意識障害が現れます（低血糖症）。

糖質を多少制限したとしても、ケトン体がつくられれば問題ありません。ケトン体をエネルギー源として、ふだんと同じように活動できます。さらに、脂肪細胞にため込まれた脂肪が使われるので、効率よく脂肪を減らすことができます。

ただし、ケトン体はいつでもつくられるわけではありません。利用できる糖質が減少したときでないと、ケトン体はスムーズに合成できないのです。これは、ブドウ糖がエネルギーとして利用しやすい、速効性のエネルギー源であり、ケトン体よりも優先して使われるからです。

そして、ケトン体は脳や心臓、筋肉のエネルギー源になりますが、肝臓のエネルギー源にはなりません。肝臓はもっぱらケトン体をつくりだす臓器なのです。

一日三食、ごはんを食べている人の血液を調べると、ケトン体の濃度はゼロに近い人がほとんどです。糖質をふだんから口にしているため、ケトン体を合成するスイッチが入りにくくなっているのでしょう。

眠っているケトン体を活用できる体にしよう

私たちの体は、もともとケトン体とブドウ糖の両方を使えるようになっています。遠い昔、狩猟生活をしていた人類の祖先は糖質を十分にとれる食生活ではありませんでした。飢餓と闘っていた頃の人類の祖先はケトン体も活用していたはずです。

ところが、飽食の現代社会では糖質を過剰摂取するようになり、使い切れないほどのブドウ糖を摂取するため、ケトン体を利用する機会を失ってしまいました。現代の日本で一般的な食事をとっているかぎり、ケトン体を合成するシステムは休眠状態に陥り、ケトン体が合成される機会はほとんどありません。

ケトン体を合成するスイッチを入れるには、体内のブドウ糖が枯渇しやすい状況を意識的につくりだす必要があります。もっともシンプルな方法は、糖質制限やプチ断食、運動を行うことで、体を一時的に飢餓状態にする方法です。

実は、体を一時的に飢餓状態にするのは、認知症予防だけでなく、健康長寿によいこととしてよく知られています。

飢餓と長寿の研究で世界的に有名なのが、二〇年以上前から行われている、ウィスコンシン大学のアカゲザルの実験です。この実験が注目されるのは、長期間行われていることと、ヒトに近い霊長類であるアカゲザルのデータであることから信頼性が高いと考えられているからです。

ウィスコンシン大学の研究班は、エサの量以外、栄養素などはまったく同じにして、カロリーだけを制限（三〇％のカロリー制限を行った）して、その経過の違いを追跡調査しました。実験開始から五年後、カロリー制限を行ったアカゲザルとカロリー制限を行わなかったアカゲザルの肉体年齢には、五～八歳の差が生じていました。カロリー制限しているアカゲザルのほうが若かったのです。

さらに五年後のデータでは、カロリーを制限していたアカゲザルは見た目も若々しいままで元気そのものでしたが、カロリーを制限していなかったアカゲザルは皮膚がたるむほど太り、毛の色つやがなくなり、ほとんど動かなくなっていました。MRIで調べると全身の骨がつぶれて動けなくなっていたのです。

研究班はさらに詳しく遺伝子を調べ、「カロリーを制限すると長寿遺伝子のひとつであるSIRT1が活性化し、老化が抑制されて寿命が延びる」という研究報告を、二〇〇九年に世界的にも権威のある科学雑誌『Science』に発表しました。

一躍、カロリー制限が世界中で注目されることになり、日本でも腹八分目ならぬ「腹七分目」がすすめられるようになったのです。アカゲザルでもカロリー制限の長寿効果はないとする研究報告もありましたが、二〇一七年一月に「アカゲザルではやはり長寿に効果あり」という結論に至りました。

認知症予防だけでなく、心身の若々しさを保つために、腹七部分目を心がけましょう。もう少し食べたいなというくらいでがまんするのが理想ですが、自分ではストップできないようなら、タンパク質を増やして、糖質であるごはんの大盛りを注文しないようにしたり、食べる量を減らしたりしてみましょう。

一日のなかで「おなかが減った」と感じる時間をとるようにすれば、長寿遺伝子が活性化するうえ、ケトン体を合成しやすい体が手に入ります。ただし、やせすぎは骨や筋肉が衰えてくるのでカロリー制限も〝ちょうどいい加減〟にすることが大切です。アカゲザルの試験がヒトにも同様の効果があるかまだ証明されていません。ヒトではやせた人は太りぎみの人より寿命が短いという報告もあります。

ケトン体の合成を促す三つの食べ物

体が一時的に飢餓状態に陥るとケトン体を合成しやすい体になります。それまでケトン体をまったく活用していなかった体が、自分でケトン体を合成するためには、体が「ブドウ糖が足りない！　ケトン体をつくらなきゃ」と思わせるくらいの刺激が必要になります。

例えば、週末土日のどちらかを水、もしくは野菜ジュース（果物や果糖が入っていないもの）だけですごすプチ断食を行えば、体は一時的な飢餓状態となり、ケトン体の合成が促されるでしょう。

プチであっても断食なんて耐えられないのであれば、糖質を制限した食事でもケトン体の合成スイッチをオンにすることができます。

ただし、ケトン体をスムーズに合成できるようになるには、数日から一週間程度の糖質制限が有効とされています。

そんなに長い間、ごはんやパン、めんなどの主食を食べるのをがまんすることなんてできないという人もいるでしょう。そんなときの強いサポーターになるのが中鎖脂肪酸を含む油です。中鎖脂肪酸は飽和脂肪酸の一種で、摂取すると肝臓で分解され、ケトン体の合成を促してくれます。

実は、中鎖脂肪酸はココナッツオイルやココナッツミルク、MCTオイルなど私たちの身近な食材に含まれています。

アメリカの小児科医メアリー・T・ニューポートさんが、若年性アルツハイマー型認知症を患った彼女のご主人にココナッツオイルを食べさせたところ、短期間で認知機能の劇的な改善がみられたそうです。彼女はこの経験を書籍にまとめ、全米でベストセラーとなり、世界中で翻訳されました。日本でも、『アルツハイマー病が劇的に改善した！』（Mary. T. Newport 著・白澤卓二翻訳／SBクリエイティブ）というタイトルで発売されベストセラーとなりました。この本がきっかけで、日本中にココナッツオイルブームが広がり、ケトン体の認知度が広がったのです。

それぞれ特徴や利点があるので簡単に説明しましょう。

【ココナッツオイル】

ココヤシ種子の胚乳から抽出した油で、ココナッツの甘い香りや風味があり、好き嫌いが分かれるようです。最近はココナッツオイルの健康効果が注目され、レシピ本などもたくさん発売されています。

中鎖脂肪酸の含有量はメーカーによって異なります。最近は、どの程度含まれているか表示されているものも増えているので、購入する際には中鎖脂肪酸の多いものを選ぶようにしましょう。

【ココナッツオイルの選び方と特徴】

●果肉を低温で圧搾したエクストラバージンココナッツオイルがよい

●温度で形状が変化する。二五度以上で液体、二五度を下回るとかたまり始め、二〇度以下で完全な固形状態となる。

●酸化しにくいので加熱調理にも安心して使える

●油なので過剰摂取しないように。一日に大さじ二~三杯を目安とする。

【ココナッツミルク】

ココヤシの実をしぼった液体です。水を加えずにしぼる一番しぼり、その後、水を加えてさらにしぼる二番しぼりなど、製造方法によって中鎖脂肪酸の含有量が異なります。ココナッツオイルよりも中鎖脂肪酸の含有量は少ないのですが、タイ料理ではココナッツオイルよりもよく使われています。ココナッツの風味が強く、カレー、スープなど煮込み料理のほか、デザート、ドリンクなどに合います。

一番しぼりが「ココナッツクリーム」で中鎖脂肪酸の含有量がもっとも多くなっています。ココナッツのエキスが濃厚で、値段も高めです。二番しぼりが一般的な「ココナッツミルク」です。商品によって中鎖脂肪酸の含有量に差があり、多いものほどトロトロと濃度が濃くなっています。

ココナッツミルクを乾燥させて粉末状にした「ココナッツパウダー」もあり、賞味期限が長く、使い勝手がいいのが魅力です。

【ココナッツミルクの選び方と特徴】

●ココナッツの果肉は白いけれど圧搾するとグレーがかった色になる。真っ白なココナッツミルクは漂白剤や乳化剤を使用しているものが多い。添加物をチェックしてなるべく入っていないものを選ぶ。
●中鎖脂肪酸の量が多いものは、気温が低いと一部がバターのようにかたまる。
●日持ちしないので二~三日で使いきる。使いきれない場合は冷凍保存する。
●解凍する場合は電子レンジを用いず湯煎にかける
●ココナッツの風味を楽しみたい場合は、最後に加えて煮込む時間を短くするのがおいしく調理するコツ

【ココナッツオイル&ミルクのおいしいとり方】

●コーヒーや紅茶に入れる
コーヒー(紅茶)一杯にココナッツオイル、ココナッツミルクを大さじ一杯加える。ココナッツオイルはブレンダーや泡立て器で攪拌するとカフェオレのようになって、おいしく、飲みやすくなる。

●ココナッツオイル&ミルクの活用法

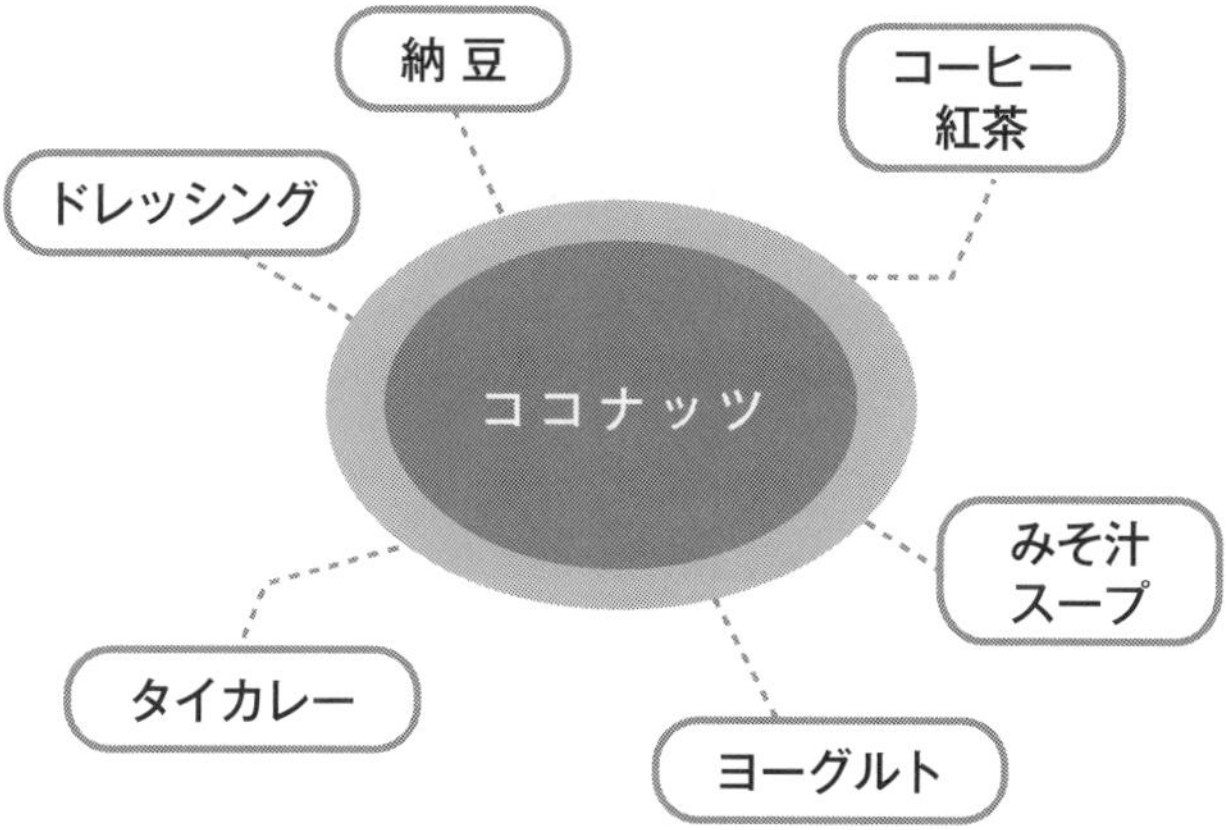

●みそ汁やスープに加える

ココナッツオイル、ココナッツミルクは、どちらもみそやトマトとの相性がよい。みそ汁に入れたり、ミネストローネやトマトベースのスープに入れたりするとコクが出ておいしくなる。

●ヨーグルトにかける

ココナッツオイル、ココナッツミルクをそのままかけて食べる。ココナッツの香りと甘みがあるので、砂糖をかけなくてもおいしく食べられる。

●納豆に混ぜる

納豆にココナッツオイル、ココナッツミルクを混ぜて食べる。

●ドレッシングに使う

植物油の代わりにココナッツオイルを使った自家製ドレッシングもよい。冷蔵庫で保存するとココナッツオイルがかたまるが、湯煎で溶かせばＯＫ。

●タイ料理のレシピを利用する

カレーや煮込み料理、デザートなどタイ料理にはココナッツミルクを使ったメニューが多い。インターネットでレシピを検索したり、タイ料理のレシピ本などを参考にしたり、タイ料理にチャレンジしてみよう。

ココナッツオイルやココナッツミルクは日本人にはあまりなじみのない食材ですが、タイでは家庭に常備されているくらい身近です。日本の豆乳やごま油のようなものです。タイ料理のレシピを参考にしてもいいですし、日本の食材のなかにも相性のいいものがあるので試してみてください。

ただし、いくらココナッツオイルやココナッツミルクをとっても、糖質をたっぷりとってしまったブドウ糖が過多状態の体ではケトン体をうまく合成できません。

週に一、二日、糖質を控えてココナッツオイルやココナッツミルクをとる食事をとるようにすれば、スムーズなケトン体の合成が期待できます。
ケトン体の合成を促す食事の一例を紹介しますので、参考にしてください。ココナッツオイルやココナッツミルクの量はお好みで調節して大丈夫です。脂質が中心なのでとりすぎないよう気をつけてください。

【ココナッツオイル&ミルクを活用した献立例】

●朝食
コーヒー+ココナッツミルク
目玉焼き
グリーンサラダ　など

●昼食
チキンたっぷりのボリュームサラダ
ミネストローネ+ココナッツオイル（好みで）

ヨーグルト＋ココナッツミルク

●夕食

タイ風カレー（ココナッツミルク入り）

りんごのココナッツミルク煮

ケトン体の合成を促してくれるココナッツオイルやココナッツミルクなのですが、なかには独特の香りや味わいが苦手という人もいます。いくら認知症予防にいいからといって、苦手なものを無理にとることはありません。

そんなときには、無味無臭のMCTオイルはいかがでしょうか。加熱することができないので、料理などにはあまり使えませんが、そのまま飲んだり、ドレッシングやドリンクに加えてとってみてはいかがでしょう。

【MCTオイル】

MCTとは、中鎖脂肪酸（Medium Chain Triglyceride）の略、つまりMCTオ

イルとは一〇〇％中鎖脂肪酸の油のことです。無味無臭でサラサラしていて、低温でかたまることもなく、使いやすい油です。パウダータイプもあります。

ココナッツオイルに含まれるMCTは、製品によって多少異なりますがおよそ六〇％前後です。MCTオイルはココナッツやパーム核からMCTだけを取り出したものなので、効率よく中鎖脂肪酸をとることができます。

消化吸収がよく、エネルギーになりやすいというメリットがあり、腎臓病など食事制限している人や胃腸が弱くあまりたくさん食べられない虚弱体質の人などが、エネルギー不足のときの補給源として活用しています。最近はケトン体の合成を促すために摂取する人も増えています。MCTオイルは加熱すると成分が変性するので、温かい料理には使えません。そのまま飲むのが一般的な摂取方法です。

加熱しなければ大丈夫なので、ドレッシングやドリンクに入れたり、ヨーグルトにかけたりしてとってもかまいません。

②ごはんやめんは血糖値が急上昇しない食べ方で

糖質も適度にとったほうがいい

ケトン体が健康長寿やダイエットの強い味方であることが徐々に広まり、巷ではごはんやパン、めんなど糖質を制限する「糖質制限食」に注目が集まっています。極端な糖質制限食を推奨する人もいますが、リスクもあるので要注意です。体質によって変わってきますし、〝いい加減〟な糖質制限ぐらいにしたほうがよいでしょう。

正直なところ、極端な糖質制限食については、長期間続けた場合の健康への影響を示すエビデンスがなく、本当に健康長寿に役立つかどうかはまだわかっていません。健康長寿や、認知症やがん予防にもつながるなど期待が広がりますが、ケトン体があればそれだけでいい、ブドウ糖は必要ないというわけではないのです。

私たちの体にはケトン体を利用できない臓器があります。それは、ケトン体を合成する肝臓です。ケトン体をつくり出す肝臓が、唯一、ケトン体をエネルギー源として利用できない。ここには何か意味があるように感じてなりません。赤血球もケトン体を利用できません。

ケトン体は極限状態に陥ったときに、生命維持に必要な臓器、脳や心臓にエネルギーを送るため、命をつなぐためにつくりだされたメカニズムです。脳や心臓がエネルギー不足に陥る、それは〝死〟につながります。飢餓状態に陥ったときに、体内にため込まれた脂肪からケトン体を合成して利用するなど、サバイバルな状態で活躍するのがケトン体です。

肝臓は、脳をはじめとするほかの臓器や組織のエネルギー源を供給する役割を果たしています。血液中にブドウ糖が増えるとそれをとり込んでグリコーゲンとして蓄え、ブドウ糖が少なくなるとグリコーゲンを分解したり、糖新生をしたりしてブドウ糖を供給しています。さらに、ブドウ糖が十分につくれなくなると脂肪酸を分解してケトン体を合成し、脳や心臓や筋肉が活動できるように働きます。

そのため、肝臓自体ではケトン体を消費しないように酵素が欠損しているのです。やはり、エネルギー源はケトン体だけを利用すればいいというわけではないように思えてなりません。ケトン体とブドウ糖の両方が必要で、ちょうどよく活用することが認知症予防、健康長寿に役立ちます。

ブドウ糖とケトン体をほどよく利用することで、過剰にとりがちな糖質の量が減って糖代謝の異常を招くリスクが減るうえに、長寿遺伝子を活性化したり、脳や体の老化スピードがゆるやかになったりします。電気とガソリンの両方を燃料にして走る「ハイブリッドカー」のように、ブドウ糖とケトン体の両方を利用できる体が手に入れることができれば、脳が活性化すること間違いなしです。

糖質は私たち日本人が利用するエネルギー源として最大のものです。その食べ方によって健康に及ぼす影響が大きく変わってくることを覚えておきましょう。

血糖値を急上昇させないよう野菜から食べる

食事をすると血糖値は上昇します。血糖値を低下させるインスリンという膵臓から分泌されているホルモンが正常に作用していれば、食後しばらくすると血糖値は元の状態に戻ります。

ところが、肥満や食べすぎ、インスリンの効きが悪くなっている（インスリン抵抗性）などさまざまな理由で、食後に血糖値が急上昇し、それがなかなか下がらなくなっている人がいます。

この状態は耐糖能異常と呼ばれ、これを放置していると血糖値はどんどん上昇し、ゆくゆくは糖尿病を発症するリスクが否定できないのです。

それだけではありません。血管壁に負担がかかって傷つきやすくなり、動脈硬化が進行することがわかっています。どちらにせよ、脳の神経細胞が傷害され、認知症になるリスクが高くなります。

食後に血糖値が急上昇しないように食べる、それが動脈硬化予防、ひいては脳の老化予防になります。

食後血糖値の急上昇をゆるやかにする手軽な方法があります。

それは、まず「野菜から食べる」こと。不思議に思われるかもしれませんが、野菜を先に食べて、肉や魚などメインのおかずを次に食べ、最後にごはんを食べるようにすると、血糖値の上昇がゆるやかになります。

これは、野菜に含まれている食物繊維の作用で糖の腸管での吸収がゆるやかになり、血糖値の急上昇を抑制すると推察されています。また、よく噛んでゆっくり食べることも血糖値の急上昇を防ぐ効果があります。

食べる順番と血糖値についての研究を長年続けている、梶山内科クリニックの梶山靜夫院長と京都女子大学の今井佐恵子教授らは、糖尿病学会の専門誌に野菜から食べると血糖値の上昇が抑制されるという論文を発表しました。

「野菜から食べること」「ごはんは最後に食べること」「野菜を食べ始めてからごは

んを食べるまで、一〇～一五分ほどかける（ゆっくりとよく噛んで食べる）」、この三つに気をつけるだけで血糖値が下がるそうです。糖尿病患者さんの九七％の血糖値が改善したそうですから、驚くような効果が出ています。

また肉や魚に含まれている脂肪分は、食べたものが胃から小腸に運ばれる時間を遅らせるので血糖の急上昇を防ぐことができます。ごはんなど糖質の多いものを先に食べず、野菜や脂肪分を先に食べるようにしてみてください。

食べる順番を変えるだけですからいたって簡単です。だまされたと思って、野菜から食べてみてください。

よく噛んでゆっくり食べると肥満予防になる

よく噛んでゆっくり食べると満腹中枢が刺激され、食べ過ぎにブレーキがかかりやすくなります。肥満治療ガイドラインのなかでは、よく噛んでゆっくり食べることが行動療法のひとつとなっていて「咀嚼法《そしゃくほう》」と呼ばれています。

食べすぎないようにしたいけれど、いつもおなかいっぱいになるまで食べてしまう……。そんな人は、食べるスピードが速いのかもしれません。

平成二一年の国民健康・栄養調査でも「食べる速さと肥満との関係」は調査項目のひとつになっています。そこで、男女ともに「食べるのが速い」と答えた人の割合がもっとも多かったのは「肥満している人（ＢＭＩ二五以上）」に分類されたグループで、男性六三・九％、女性四六・五％でした。

これに対し、「やせている人」グループで「食べるのが速い」と答えた人の割合は男性三五・〇％、女性二八・五％でした。「肥満グループ」の早食い率は実に二倍近く多いことになります。逆に「食べるのが遅い」と答えた人の割合は、「やせグループ」がもっとも多く、「肥満グループ」がもっとも少なくなっていました。

もし、あなたに「早食い」の自覚症状があったり、いつも周囲の人よりも食べ終わるのが速かったりする人傾向がある場合は、ふだんからゆっくり食べることを意識しましょう。習慣になっていることを変えるのは、最初は少し大変かもしれませんが、まずは、自分が食事にどのくらい時間をかけているのかをチェックしてみましょう。

食事をするときにかきこむように食べたり、テレビやスマホ、タブレットなどを見ながら食事をしたりしていませんか。こうした「ながら食い」は早食いになりがちです。食事をするときには、食べることに集中してよく噛んでゆっくりと食べるようにしましょう。これにどれくらい時間をかければいいという目安を気にする必要はありません。一回に口の中に入れる量を少なくしたり、歯ごたえのある野菜から食べるようにすれば、食べる速さは自然とゆっくりになります。

昼食時に混雑している立食式の店ではなかなかゆっくり食べていることができません。外では列をつくって待っているし、店員からは早く食べて出て行くようにせかされます。早食いを避けるためには、こうした店を避けたほうがストレスがたまりにくいでしょう。

また、レストランに入ると、はじめに飲み物がすすめられることがよくあります。大人はビールを飲み、アルコールを飲めない人は砂糖入りジュース、炭酸水などを飲んでいる人が多くみられます。食事前に砂糖が入ったジュースやコーラなどを飲むのは、太るもとなのでやめましょう。

口腔内ケアも大切です。よく噛んで、歯ごたえのあるものを食べられるように、虫歯を予防し、歯を残すことも大切です。また、虫歯菌のミュータンス菌は認知症をひきおこすことも報告されています。

玄米や雑穀などGI値の低いものを選ぶ

糖質制限がはやっているとはいえ、日本人の主食はごはんです。ごはんを食べないなんて耐えられないという人は多いでしょう。いくら健康にいいからといって自分の好きなものをがまんするのは、ストレスがたまります。

そんなときには、ＧＩ値を参考にして、血糖値が上がりにくいものを選んで食べるようにしましょう。ＧＩとは「グリセミック・インデックス」の略で、食べたときに血糖値をどのくらい上げるかの目安になる数値です。ブドウ糖を摂取したときの数値（一〇〇）を基準にし、それと比較して決めています。数値が低くなるほど

●主な食材のＧＩ値（高ＧＩ値）

食　　材	ＧＩ値
砂糖	110
菓子パン	95
食パン	91
ジャガイモ	90
餅	86
精白米	84
うどん	80
ドーナツ	76
ベーグル	75
胚芽精米	70
そうめん	68
スパゲッティ	65
そば	59
玄米・五穀米	56
ライ麦パン	55
全粒粉パスタ	50

『Disease Prevention and Treatment』Life Extension Media および
『糖尿病の血糖値をぐんぐん下げる200％の基本ワザ』（日東書院）をもとに作成

血糖値が上昇しにくいとされています。

例えば、精白米のＧＩ値は八四ですが玄米は五六です。うどんは八〇で、そばは五九、スパゲティは六五、食パンは九一でライ麦パンは六五です。全般的に、白っぽい食品よりも黒っぽい食品のほうが、ＧＩ値が低いことがわかります。白っぽいということは、それだけ精製されているということなので、血糖値が上がりやすいのでしょう。


ごはんよりもパンを好む人が増えてきましたが、血糖値を上げるのはごはんだけではありません。玄米やそば、全粒粉パスタ、ライ麦パンを食べても血糖値は上がります。白っぽい食品よりも黒っぽい食品を食べたときには、少し血糖値が上がりにくくなる。そのちょっとした違いを積み重ねることが大切です。

また、玄米や雑穀、全粒分パスタ、ライ麦パンなど精製度が低いものは、血糖値が上がりにくいとともに、ビタミンやミネラルが多く含まれています。代謝をスムーズにするなど、血糖値以外の効果が期待できるので、その意味でも、黒っぽい食品を選ぶことをおすすめします。
ビタミンやミネラル不足も認知症を引き起こすリスクになるからです。

おやつは血糖値を上げない天然甘味料を使ったものを

ケーキやアイスクリーム、チョコレートなど甘いお菓子の誘惑に勝てない、がまんできないという人は少なくないでしょう。こうした甘いお菓子には血糖値を急上昇させる糖質がたっぷり含まれているので、できればあまりたくさん食べないほうがいいのです。チョコレートは甘味を抑えた高カカオチョコレートを選ぶようにしましょう。

それでも、まったく食べない、がまんするというのはストレスがたまります。そんなときには、血糖値を上げない人工甘味料を使ったデザートはいかがでしょうか。最近の糖質制限ブームで、最近は「糖質ゼロ」をウリにした甘いお菓子が増えています。これらに使われているのが人工甘味料です。

ただ、どんな人工甘味料が使われているのかをチェックしましょう。なかには肝臓に負担をかけるものがあるので要注意です。二〇一四年には、イギリスの科学雑誌『Nature』に人工甘味料が糖尿病のリスクを高めているという論文が発表されて注目を集めました。

基本的には、天然の素材を使ったステビアやラカンカ（ラカント）が安心です。天然には存在しない、人工的に合成したアスパルテーム、サッカリン、キシリトール、ソルビトール、エリスリトールなどは避けたほうが無難です。

糖質制限は期間限定で

血糖値を上げないための究極の選択は「糖質制限」です。糖質制限とは血糖値を上昇させるでんぷんやショ糖、ブドウ糖などを含む食べ物を制限する食事療法です。アメリカの糖尿病学会では糖質制限の効果を認めていますが、日本の糖尿病学会は糖質制限に否定的な意見を持つ医師が多数を占めています。これは、糖質制限を長期的に追跡調査したエビデンスがないことが原因でしょう。

低糖質食の先駆けとも言えるのが、アメリカのアトキンス博士が考案し、現在はアトキンス協会が継承している、一定期間入院して厳密な糖質制限を行う、「アトキンスダイエット」です。

アトキンスダイエットについて、「アトキンス博士は心筋梗塞で亡くなった。だから糖質制限は危険だ」と言われることがありますが、これは間違いで、博士は実際には転倒による事故で亡くなりました。アトキンス博士が死亡したときの体重が一一七キログラムと明らかな肥満で、高血圧と心臓病を患っていたので、こうした誤解が生まれたのでしょう。

アトキンスダイエットも糖質を短期間だけ極端に減らして食べるダイエットです。体重は減りますが、むしろ副作用があります。

糖質制限については、太っている人が期間を決めて医師などに管理してもらいながら行うのであれば、減量によるよい効果が期待できるけれど、一般の人が自己判断で行うのは難しいだろうというのが私の見解です。糖質を過剰摂取すれば肥満につながりますし、血糖値も急上昇します。それがよくないことは明らかです。だからといって、血糖値を上昇させる糖質を食べないというのも極端な話です。

血糖値が気になるのであれば、野菜から先に食べたり、GI値が低い食べ物を選んだり、食べている量を半分～三分の一に減らすなど、「いい加減な糖質制限」を行うほうが、実行しやすいですし、極端な糖質制限によるリスクを避けることになります。

極端に糖質を制限しなくても、食べ方に気をつけることで血糖値の急上昇が避けられ、ダイエット効果も期待できます。

③抗酸化物質で動脈硬化を予防しよう

気がつかないうちに脳の血管が動脈硬化でボロボロに……

動脈硬化が進行すると、脳血管性認知症を引き起こす無症候性脳梗塞や脳卒中のリスクが非常に高くなります。動脈硬化を予防・改善することは、認知症の予防はもちろん、ボケ予防につながります。

動脈硬化とは、高血圧や高血糖状態が続いて血管壁が傷つき、コレステロールやマクロファージが沈着して酸化し、血管壁の内部が狭く、かたく、もろくなっていくことです。動脈硬化が進行すると、血管が切れたり、狭くなった血管に血栓（血のかたまり）が詰まったりして、脳卒中や心筋梗塞の発作が起こります。

動脈硬化は、わかりやすく言うと血管壁に炎症が起こった状態です。血管壁の炎症はいきなり起こるものではなく、最初は軽い炎症が一年、二年、五年、一〇年と長期間続いていくうちに徐々に悪化していきます。

例えれば、インフルエンザのように急に悪化する炎症ではなく、軽いセキがずっと続き、あるとき精密検査を受けたら肺がんが見つかった、というようなものです。自覚症状がほとんどないまま慢性的な炎症が続き、脳卒中や狭心症、心筋梗塞など深刻な病気を発症して、ようやく発覚するのですからとてもやっかいです。

動脈硬化がどれくらい進んでいるかは、血管壁がどのくらい厚く、かたくなっているのかでわかりますが、健康診断などで受ける一般的な検査ではわかりません。頸動脈超音波検査などで調べます。自覚症状がないまま血管壁が徐々に厚く、かたくなっていって、ある日いきなり、血管が切れたり詰まったりします。

そうなってしまうと大変です。発作後に深刻な後遺症が残ることもありますし、そのまま意識が戻らず、亡くなってしまうケースもあります。

動脈硬化対策はなってから気をつけるのではなく、ふだんからならないよう心がけることが大切なのです。

脳血管性認知症の原因として挙げられるのが高血圧です。特に中年の年代での高血圧が、もっとも高い確率で脳血管性認知症を引き起こすことが明らかになっています。

これは、中年の高血圧はメタボリックシンドローム（メタボ）が関係していることが多いからです。内臓脂肪が悪さをしているので、肥満を解消して内臓脂肪を貯め込まないように食事と運動に気をつける必要があります。また慢性腎臓病（CKD）も動脈硬化を起こしやすいので注意が必要です。

食事はできるだけ薄味にして、塩分を抑えます。ラーメンなどの汁は残しましょう。ただ、高齢者では血圧を下げすぎるとかえって認知症を促進してしまうリスクが高まるので、高からず、低からず、〝いい加減〟な血圧を保ちましょう。

食事で摂取するコレステロールは気にしなくてよい

少し前までは、動脈硬化予防では必ずといっていいほど「コレステロール」を控えるようすすめられてきました。

ところが、最近の研究では、食事でとるコレステロールは直接、動脈硬化には大きな影響は与えないと考えられるようになってきました。体内のコレステロールの大部分が肝臓で作られているからです。

実は、食事で摂取したコレステロールが脳に直接、送られることはありません。脳で使われているコレステロールと、脳以外の臓器や細胞で使われているコレステロールはまったく別物と考えてよいのです。

脳は私たちの生命活動をコントロール維持するとても大切な臓器なので、ダメージを受けないよう厳重に保護されています。その代表的な保護システムのひとつが、「血液脳関門《けつえきのうかんもん》」という脳に流れ込む血液をチェックして、有害な物質が通らないようにする機能です。まるで江戸時代の関所のようですね。

血液中のコレステロールはこの血液脳関門を通過することができません。だから、食事でとったコレステロールがそのまま脳に運ばれることはないのです。

医師のなかにもこれを知らない人はいて、この事実を知ってびっくりされることがあります。コレステロールを薬で下げると、脳のコレステロールが不足して認知症のリスクが高まるという説もありますが、これも大きな勘違いです。

「血液脳関門」の詳しいメカニズムはまだわかっていません。有害な物質を排除するためのものなのに、カフェイン、ニコチン、アルコールなどは通過できるのが面白いところです。とはいえ、アミノ酸、ブドウ糖、ケトン体、ビタミンなど限られた物質しか血液脳関門を通過できません。

脳はブドウ糖しかエネルギー源として利用できないという説は、低血糖に陥ると脳の機能が障害されることから生じた誤解かもしれません。

コレステロールは細胞膜を構成する成分ですから、当然、脳も必要としています。むしろ、膨大な神経細胞を維持するためには、それなりの量のコレステロールが必要になります。それなのに、体を流れる血液中のコレステロールは血液脳関門を通れません。ではどうするかというと、脳のアストロサイトというところで独自にコレステロールをつくりだしています。

脳のコレステロールは食事が直接関係するわけではなく、脳が必要に応じてつくりだしているのです。さらに、体のコレステロールも食事でたくさん摂取すると必ず増えるわけでもありません。

そもそも、コレステロールの約八割は肝臓でつくられており、食事で摂取するコレステロールよりも肝臓でつくられるコレステロール生成量のほうが多く、体内の代謝メカニズムのほうが影響は大きいことがわかっています。

食生活の乱れや食べ過ぎなどによる肥満が肝臓でのコレステロール代謝のバランスを崩し、肝臓のコレステロールの数値が悪化することがわかっています。

食事でとったコレステロールが、直接、血液中のコレステロールを増加させるわけではないのです。

そのため、食事のコレステロールを気にしなくてもよいという主張もありますが、コレステロールが上がりやすい体質の人が二〇〇人に一人くらいいます。そういう体質の人は特に肝臓でのコレステロール合成を高める脂質を過剰に摂取すると、体内の代謝バランスを乱すので控えたほうが賢明でしょう。

コレステロールは数値よりも酸化させない!

食事で摂取するコレステロールは、認知症予防にはあまり関係がない……。意外かもしれませんが、本当のところはそうなのです。

コレステロールそのものは悪者ではありません。細胞膜をつくるために欠かせない大切な栄養素であり、だからこそ脳が独自につくるシステムを備えています。

心筋梗塞を発症した人のコレステロールはそれほど高くないという報告もあるように、コレステロールの数値が高いからといって必ず危険というわけではありません。また、上がってしまったコレステロールを下げるのはそう簡単なことではありませんし、コレステロールはやせている人でも高いケースがあります。

コレステロールが高くなりやすい体質の人では、食事に気をつけたり、適度に運動をしたり、肥満を解消したり、いろいろがんばったのに、いっこうにコレステロールが下がらない人が多いのも事実です。

では、動脈硬化予防のためには、コレステロールをどうすればいいのでしょう。それほど無理しなくていい方法があります。

動脈硬化が進行するのは、エネルギー代謝、ストレス、喫煙、激しい運動などによって生じる活性酸素で〝酸化〟したコレステロールが、血管壁に沈着するからです。コレステロールが酸化しないようにすることも大切なのです

コレステロールを酸化させないためには、「活性酸素を無害化させる物質＝抗酸化物質を含む食物」をしっかりとればいいのです。

抗酸化物質とは活性酸素を無害化する、抗酸化作用の強い成分の総称です。ビタミンA・C・Eなど抗酸化ビタミンのほか、ポリフェノールやカロテノイドなど野菜や果物に含まれるフィトケミカルなどがあります。大豆やナッツ類にも多く含まれています。

これらを積極的にとるとコレステロールの酸化予防になり、動脈硬化、また、認知症予防に役立ちます。神経細胞は活性酸素で傷つくことがわかっており、抗酸化物質が神経細胞の保護に役立つことが報告されているからです。

抗酸化物質は野菜や果物に多く含まれている

アルツハイマー型認知症の動物実験の研究では、抗酸化物を投与することで、ある程度の予防効果があると報告されています。ヒトではまだ確実ではありませんが不足しないようにとることは認知症予防にいいでしょう。

抗酸化物質を効率よくとりたい場合には、野菜や果物を丸ごと食べるのがいちばんです。なぜなら、野菜や果物には抗酸化ビタミンが豊富に含まれていますし、皮には植物が自分の身を守るためにつくりだすフィトケミカルが多く含まれていることが多いからです。特に、渋味やそれにともなう臭い成分やえぐみ成分、鮮やかな色素成分などに、強い抗酸化作用があることもわかっています。

参考までに作用の強い抗酸化物質として知られるものや、それらが多く含まれている食材をいくつか紹介しましょう。もちろん、それだけを食べればいいということではないですし、ここにないから食べなくてもよいということでもありません。

抗酸化物質は非常に種類が多く、ほとんどの野菜や果物に含まれていて、ひとつの種類だけをとるのではなく、いろいろな食べ物からとったほうがより効果が高まることがわかっているからです。

ここで紹介しきれないたくさんの抗酸化物質が存在しますし、野菜や果物には何かしらの抗酸化物質が含まれています。難しく考えず、旬の野菜や果物を食べればそれでいいのです。

●アリシン　にんにくやねぎの刺激臭や辛み成分。

●アントシアニン　ぶどう、ブルーベリー、プルーンに含まれる青紫の色素成分。

●イソチオシオネート　キャベツ、大根、わさびなどに含まれる辛み成分。

●カテキン　緑茶の渋み成分。

●カプサイシン　唐辛子の辛み成分。
●クロロゲン酸　コーヒーや赤ワインに含まれる苦み成分。
●ケルセチン　玉ねぎの薄皮に含まれる茶色い色素成分。
●ショウガオール　しょうがの辛み成分。
●スルフォラファン　アブラナ科の植物に含まれる辛み成分。
●セサミノール　ごまに含まれる抗酸化物質。
●大豆イソフラボン　大豆に含まれるビタミン様物質。
●フィチン酸　米ぬかに含まれるビタミン様物質。
●βカロテン　にんじんやブロッコリーなどに含まれる黄色い色素成分。
●ビタミンE　いくら、たらこ、うなぎ、アーモンドなどに多く含まれる。
●ビタミンC　果物に比較的多く含まれている。
●リコピン　トマトに含まれる赤い色素成分。
●ルテイン　かぼちゃ、ほうれん草、ブロッコリーなどに含まれる色素成分。
●レスベラトロール　ぶどうやピーナッツの赤い皮に含まれる色素成分。

認知症予防に役立つオメガ3系脂肪酸

もうひとつ、動脈硬化や認知症予防で忘れてはならないのが、油のバランスです。肥満を招き、動脈硬化を促す原因として悪者扱いされがちな油ですが、とり過ぎや油の種類が問題なのであって、油そのものが悪いわけではありません。

牛や豚、鶏肉などに含まれる動物の脂、魚介類に含まれるＥＰＡ・ＤＨＡ、オリーブオイルやサラダオイル、ココナッツオイルなどの植物油……。

油（脂）にはいろいろ種類があります。そして、油は構成される脂肪酸によって、その役割が異なります。こまかく分けるととても難しくなるので、動脈硬化に予防に関係するオメガ3系脂肪酸についてお話ししましょう。

実は、脳の約六割は脂質が占めています。脳の神経細胞にはＤＨＡが豊富に存在していて、動物実験ではＤＨＡを摂取すると認知機能がアップしたという報告が多々あります。このＤＨＡこそ、認知症予防に役立つオメガ3系脂肪酸です。

オメガ3系脂肪酸には、魚に多く含まれているEPA・DHAのほか、アマニ油やエゴマ油などに含まれるαリノレン酸などがあります。EPAは体内でもそのままEPAとして使われますが（一部はDHAに変換される）、DHAやαリノレン酸は一部が体内でEPAに合成されるので、オメガ3系脂肪酸をあわせて一日に二gほど摂《と》ることが推奨されています。

オメガ3系脂肪酸には細胞膜・血管壁の炎症を抑え、血管壁が傷ついたときにその修復を促す働きがあります。血液をかたまりにくくする性質もあり、血栓（血液のかたまり）ができるのを抑制し、動脈硬化の予防に直接的に役立ちます。

最近の研究で、血液中のオメガ3系脂肪酸の比率が動脈硬化の進行に関わっていることがわかり、油をバランスよく適度にとれば動脈硬化予防や脳の活性化に役立つことが明らかになってきました。

ところが、いまの日本ではEPAの血液中の比率が低下していることがわかっています。EPA不足というのが、現代の日本人にありがちな傾向です。

あまりこまかなことを気にすると、どの油をどれくらいとればいいのか混乱してしまいます。油については次の二点を覚えておきましょう。

●青魚を食べる

オメガ3系脂肪酸を効率よく摂取するためには、アジ、ブリ、サンマ、イワシ、マグロ（トロ）、サケ、ウナギなど、EPA・DHAを多く含む魚を積極的に食べるのがいちばんです。油が落ちてしまう焼き魚より刺身がおすすめです。白身魚にもEPAは含まれているのです。青魚にこだわらず、いろいろな魚をとって楽しみましょう。水煮の缶詰を利用するのもよいでしょう。

●アマニ油・エゴマ油を利用する

手軽にオメガ3系脂肪酸をとるのであれば、αリノレン酸を多く含むアマニ油やエゴマ油がおすすめです。αリノレン酸は体内で一部がEPAに合成され、脳の活性化や認知症予防に役立ちます。

アマニは亜麻という植物の種をしぼった植物油、エゴマはシソ科の一年草であるエゴマの種から採れる植物油です。アマニ油はフラックスシードオイル、エゴマ油

●EPA・DHAの豊富な魚一覧（100g中）

食品名	EPA(mg)	DHA(mg)	合計(mg)
ホンマグロ（トロ）	1,400	3,200	4,600
シメサバ	1,600	2,600	4,200
ミナミマグロ（トロ）	1,300	2,700	4,000
ハマチ（養殖）	980	1,700	2,680
ブリ	940	1,700	2,640
サンマ	890	1,700	2,590
イワシ	1,200	1,300	2,500
イワシ（生干し）	1,400	1,100	2,500
イワシ（水煮・缶詰）	1,200	1,200	2,400
タチウオ	970	1,400	2,370
大西洋鮭（養殖）	850	1,400	2,250
サバ（水煮・缶詰）	930	1,300	2,230
ウナギ（かば焼）	750	1,300	2,050
銀鮭（養殖）	740	1,200	1,940
カタクチイワシ	1,100	770	1,870
ウナギ（白焼き）	510	1,100	1,610
マサバ（水煮・缶詰）	620	900	1,520
マダイ（養殖）	600	890	1,490
カツオ（秋獲り／戻りカツオ）	400	970	1,370
サワラ	380	940	1,320
シマアジ（養殖）	400	900	1,300
ムロアジ	350	900	1,250
マサバ	500	700	1,200
子持ちガレイ	800	380	1,180
カラフトマス（水煮・缶詰）	630	530	1,160
カラフトマス	400	690	1,090
アナゴ	560	550	1,100
マアジ	230	440	670

※缶詰については製品によって異なる。上記は目安。

「日本食品成分表」（文部科学省）をもとに作成

はシソ油と呼ばれることもあります。どちらもαリノレン酸を豊富に含み、オメガ3系脂肪酸が不足しがちな現代人の強い味方となります。

数年前までは日本での生産量が少なくあまり流通していませんでしたが、オメガ3系脂肪酸の健康効果が注目され始め、手に入れやすくなっています。ボトル入りのものが健康食品として販売されていますし、アマニ油やエゴマ油入りのドレッシングなども人気です。

オメガ3系脂肪酸は酸化しやすいので、加熱調理には使わないようにして、早めに使いきるようにしましょう。加熱した油や長期間保存した古い油は酸化しているので、動脈硬化をかえって促進させてしまう恐れがあります。

おすすめなのは、ドレッシングなどにしてサラダや温野菜にかける食べ方です。レモンやゆず、かぼすなど柑橘類の果汁や塩、こしょうなどを混ぜ合わせるとおいしいドレッシングになります。

ジュースやヨーグルトに小さじ一～二杯加えて混ぜて飲むのもおすすめです。野菜ジュースについては、購入するときにちょっとした注意が必要です。市販の野菜ジュースのなかには砂糖が添加されていたり、材料に果物が入ったりしているものがあります。これらは血糖値を急上昇させるので、市販品を購入するときには砂糖や果物が入っていないものを選ぶようにしましょう。
野菜には健康維持、認知症予防に大切な成分である食物繊維が多く含まれています。食物繊維の豊富な野菜ジュースを選びましょう。

最後に脳を老けさせる危ない油についてです。「食べるプラスチック」などと呼ばれるトランス脂肪酸は、狭心症や心筋梗塞などのリスクが高まると指摘され、二〇〇三年にはWHOが「トランス脂肪酸量は総エネルギー摂取量の一％未満とすべき」と勧告しています。欧米では食品中に含まれる量の上限値が決められている国がありますが、日本では「摂取量が海外ほど多くないとみられる」と規制が行われていません。摂《と》りすぎないほうがいいのは間違いないので、次ページの表を参考にできるだけ避けましょう。

●トランス脂肪酸を多く含む食品

食品名	調査点数	トランス脂肪酸含有量(g/100g)
食パン*	8	0.030 ～ 0.32
クロワッサン*	6	0.29 ～ 3.0
菓子パン*	10	0.039 ～ 0.78
即席中華めん	5	0.024 ～ 0.38
即席カップメン	5	0.028 ～ 0.16
味付けポップコーン	1	13
和牛（肩ロース）	7	0.52 ～ 1.2
輸入牛（サーロイン）	4	0.51 ～ 1.2
プロセスチーズ	12	0.48 ～ 1.1
生クリーム	2	1.0 ～ 1.2
コンパウンドクリーム	2	9.0 ～ 12
アイスクリーム	5	0.28 ～ 0.60
バター	13	1.7 ～ 2.2
マーガリン	20	0.94 ～ 13
ファットスプレッド	14	0.99 ～ 10
食用調合油	12	0.73 ～ 2.8
牛脂	1	2.7
ラード	3	0.64 ～ 1.1
ショートニング	10	1.2 ～ 31
ショートケーキ*	7	0.40 ～ 1.3
スポンジケーキ	4	0.39 ～ 2.2
菓子パイ	5	0.37 ～ 7.3
クッキー	8	0.21 ～ 3.8
ポテトスナック	16	0.026 ～ 1.5
マヨネーズ	8	1.0 ～ 1.7
カレールウ*	5	0.78 ～ 1.6

＊印：「トランス脂肪酸及びクロロプロパノールの摂取に関する調査研究」(独) 農業・食品産業技術総合研究機構、(財) 日本食品分析センター (農林水産省委託事業) (2008)
無印：「食品に含まれるトランス脂肪酸の評価基礎資料調査報告書」(財) 日本食品分析センター (食品安全委員会委託事業) (2007)
※平成18～19年のデータ (農林水産省)

④肉もしっかり食べよう
週に1回はステーキを！

魚ばっかり食べれば認知症予防にいいわけではない

動脈硬化の予防のためにＥＰＡやＤＨＡを多く含む魚を食べたほうがいいからといって、魚ばかり食べねばならないということではありません。

もちろん、不足している人は意識してとったほうがいいのですが、だからといってそればかり食べるというのは食の偏り、バランスの崩れになってしまいます。

魚にもいいところがあれば、悪いところもあります。血液をサラサラにするEPAの作用だって、過剰にとりすぎると出血したときに血液が止まりにくくなります。また、大型の魚類には水銀が蓄積されやすいので、水銀による健康被害が心配されます。特に胎児は水銀の影響を受けやすいので、厚生労働省は妊婦の目安量として「クジラ、マグロ、カジキ、キンメダイなどは一週間あたり八〇グラム程度」と、注意喚起しています。

もちろん、妊婦以外であれば多少たくさん食べたとしても心配ありませんが、何事もほどほどがよいように、過剰にとりすぎないほうが安心です。

「ステーキが大好物」という長寿者は多い

心筋梗塞による死亡率の高い欧米では肉食を好み、食べる量が多いことや、みそ汁と漬け物、ごなんに焼き魚といった伝統的な和食が健康食である、といった根深い思い込みがあるため、「肉食は健康によくない」というイメージがついています。

特に高齢者はあっさりしたものを好み、肉汁たっぷりのステーキよりも刺身や焼き魚などをよく食べる傾向があります。

魚は認知症予防に効くＥＰＡやＤＨＡが豊富ですから、魚を食べること自体はいいことです。でも、肉にだっていいところがあります。肉に豊富に含まれている鉄やトリプトファンは、魚だけでは十分とることができません。

鉄が不足すると貧血になり、運動量が減って筋肉が落ちてしまいます。筋肉が減ると、ロコモティブシンドロームやサルコペニアと呼ばれる、運動器の機能が低下して寝たきりや要介護が必要になるリスクが高い状態に陥ってしまいます。

加齢とともに筋肉の量が減ってくると、どうしても身体機能が低下していきます。そのまま進行すると、歩くのが難しくなって、寝たきりになるリスクが高くなるので五十代を過ぎたら筋肉の原料となるタンパク質をしっかりとったほうがいいのです。肉には質のよいタンパク質が含まれているので、ロコモティブシンドロームやサルコペニアに陥らないようにするためにも、肉をしっかり食べましょう。

また、肉に多く含まれているトリプトファンは重要な神経伝達物質のひとつ、セロトニンの材料となります。セロトニンには気分を安定させる作用があり、不足するとうつ症状や不眠症に陥りやすくなります。眠れないと悩んでいる高齢者が多いのは、肉不足が影響しているのかもしれません。

実際、テレビなどで、九〇歳を超えても元気な高齢者は、意外とステーキを好んで食べる人がいます。一〇五歳を超える聖路加国際病院理事長の日野原重明氏や、九四歳の作家、瀬戸内寂聴氏などもステーキが好きでよく食べるそうです。

だからといって肉ばかり食べるというのも極端です。あまり考えすぎず、昨日は魚を食べたのであれば今日は肉を食べるようにするなど、肉と魚を交互に食べるのが理想です。もちろん、必ず交互に食べる必要はありません。

肉や魚のほかにも卵や大豆にはリン脂質が含まれています。リン脂質の成分であるコリンは脳の神経伝達物質であるアセチルコリンを作るために必要なものです。神経の栄養にビタミンB_{12}や葉酸が大切です。これらは肉や魚に多く含まれています。やはりバランスよく食べることがなによりです。

⑤運動は何よりの認知症予防
楽しく、無理なく、体を動かそう

よく歩く人ほどボケにくい。運動は健康長寿に必須

ボケ予防、認知症予防のためにできることについて、私の専門分野である食生活についてお話してきました。食事が大事なのはもちろんですが、食事以外にも脳を活性化させることはたくさんあります。ここからは、日常生活のなかで脳の活性化に役立つ三つのことについてです。

日常生活のなかで、脳を活性化するためにもっとも効果的で、明確なエビデンスがあるものが運動です。握力が低いと認知症のリスクが高い、歩くスピードが遅いと認知症になりやすいなど、体力と認知機能の低下はかなり関係があります。体力をつけるには、やはり運動が欠かせません。

運動に「しんどい」「めんどう」「時間がない」などネガティブなイメージがあるかもしれません。ご安心ください。運動だってズボラでいけばいいのです。ハードな運動をしたり、必ずやらないといけなかったりではありません。時間のあるときに好きなことをする、やりたいときにやりたいことをすればいいのです。

まずは、運動と認知症との関係を示す日本の研究結果からご紹介しましょう。

国立長寿医療研究センターは、次のような運動と認知機能に関する研究を行いました。軽度認知障害のある六五歳以上の被験者三〇八名を、週に一回有酸素運動を行うグループとまったく運動しないグループに分け、一〇か月後に「認知機能テスト」を行い、認知機能の変化を調べたのです。

有酸素運動を行っていたグループでは認知機能が維持または向上しており、脳の萎縮がストップしていました。

日本以外でも認知症と運動の研究はどんどん進められています。

フィンランドで六五〜七九歳の被験者一五〇〇人を対象に行った「高齢者と運動の関係」を調べた調査では、週に二回の運動をしている人は運動をまったくしない人よりも、認知症を発症するリスクが半分に減っていました。

これら以外にも、運動が認知症予防に役立つエビデンスは、世界中からたくさん報告されています。

運動が認知症予防に効く理由は諸説ありますが、最近になって、運動することで神経細胞が増えるという、びっくりするような新発見が明らかになりました。

米国のピッツバーグ大学の研究班が、五五〜八〇歳の被験者一二〇名を、有酸素運動を行うグループと有酸素運動以外の運動を行うグループに分けて、海馬の体積がどれくらい増えるか比較したところ、有酸素運動のグループでは海馬の体積が増えていました。

言いかえると、有酸素運動以外の運動は海馬を萎縮させてしまうとも言えるでしょう。筋肉から神経細胞を増やす成分が分泌されていると考えられます。

それまで、神経細胞は成人する前にもっとも多くなり、成長後は増えることなく、減っていく一方だと考えられてきました。神経細胞が運動で増えるのなら、加齢による認知機能の低下も運動で予防できるかもしれません。がぜん、体を動かしてみようという気になってきたのではないでしょうか。

脳にいいのは一日三〇分のウォーキング

では、具体的にどのような運動をすればいいのでしょうか。

さまざまな研究報告から、脳を活性化させるには一日三〇分程度の有酸素運動がよいという結論になりました。有酸素運動とは、酸素を取り込みながら、心拍数が上がりすぎないくらい、体を動かすことです。

もっとも手軽な有酸素運動はウォーキングです。健康のためには一日一万歩を目標にする、毎日必ず歩くなどと言われることが多いのですが、これをまじめにやろうとするとかえってストレスになってしまいます。

天気のいいとき、気がむいたときに三〇分程度散歩すれば、それで十分、認知症予防になります。

散歩のいいところは気軽に無理なくできることです。春や秋など気候のいい時期は天気のいいときには、屋外の景色を楽しみながら歩けばいい気分転換になります。春は道ばたの街路樹の新緑や、公園の花壇の美しい花を愛でながら歩けば、三〇分はあっという間です。

例えば、近くにお気に入りのカフェやランチができる店などを探して、そこを目的地にしてはどうでしょうか。そこで抗酸化飲料を摂《と》っておいしい時間を過ごすために歩くのであれば、散歩が楽しい時間になります。

歩きやすい靴やウエアを新調するのもおすすめです。お気に入りの服や靴、帽子などでコーディネイトを工夫すれば、散歩がより楽しくなるでしょう。

体力のある人は少し息が上がるくらいのスピードで歩くと効果的です。疲れたらゆっくり歩くなどして、しんどいと感じないくらいの、無理のないペースで繰り返しのんびり歩くのがよいのです。インターバル歩行もおすすめです。

大事なのは、「健康のために歩く」という義務感ではなく、散歩自体を楽しむことです。楽しくなければ続きません。散歩を運動だけではなく、楽しいことをする時間にすれば長続きできます。

花粉症で外を歩くのがつらかったり、雨が降ったり、風が強かったりするときはお休みしてもかまいません。自分が楽しんでできるペースで続けてください。

もう一つ大切なのは筋肉量を増やすことです。そのためには筋トレと筋肉を作るタンパク質を十分に摂《と》るようにします。

読むほどに奥深い！上質の単行本ラインナップ

●文芸／エッセイ

ひとりで生きるより なぜ、ふたりがいいか

【熟年時代の愛情論】三浦朱門◉結婚、夫婦の虚構と真実の愛を知る。

人生の孤独を乗り越えるものは愛。

1300円

『東大出たら幸せになる』という大幻想

三浦朱門

実証・東大生の行末
～受験人生がこんなに人間を不幸にする～

誰が勝ち組なのか？

1300円

◎**書籍のご注文について**

弊社に直接ご注文の場合は、著者名・書名・冊数および、お客様のご住所・ご氏名を明記の上、代金に送料（一回につき164円）を加えて郵便振替（00160―5―187235／株式会社 青萠堂）、または現金書留でご送金ください。なお、お電話、FAX、Eメール（弊社ホームページ）でも承ります。

老年のぜいたく

三浦朱門

心を遊ばせているか――

人生をツトメにせず、アソビに変える要諦とは！

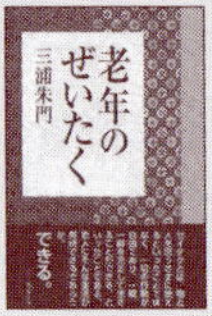

1300円

うつを文学的に解きほぐす

――鬱は知性の影

三浦朱門

「うつ」を医学的でなく、文学的に解きほぐす異色の傑作エッセイ。妻、曽野綾子の「うつ」の危機をどう乗り越えたか

1400円

ちょっと気のきいた大人のたしなみ

下重暁子

◎大人の女性の魅力が光る

春夏秋冬の美しい振る舞い方、凛とした人生の奥義！

――必読の"たしなみ"の歳時記

1000円

父という異性《ひと》

下重暁子

父と娘はなぜ反発し、愛憎渦巻く関係なのか？その深淵を解く

1000円

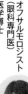

⑥ぐっすり眠って脳をリフレッシュ 睡眠時間を確保しよう

眠らないと脳はどんどん老化する

睡眠は脳の大事な休息時間です。脳は眠っている間に、起きているときに得た情報を整理したり、神経細胞のつながりを強くしたりしています。

睡眠と認知症についてのいろいろ調べられていますが、睡眠時間が不足すると脳がリフレッシュできず、くたびれてしまい萎縮して小さくなると考えられています。

大規模調査ではありませんが、睡眠と認知症についての研究がいくつかあります。シンガポールでは、睡眠時間が短いと脳が萎縮するスピードが速く、認知機能の低下が進み、睡眠時間が少ない高齢者は脳が老化するスピードが速いという研究報告があります。

また、米国のロチェスター大学の研究では、アルツハイマー型認知症の原因とされるアミロイドβなど脳の老廃物は、起きているときよりも眠っているときのほうが、スムーズに排泄されているそうです。

ワシントン大学が行った調査では、よく眠っている人ほどアミロイドβの蓄積が少ないと報告されていますし、脳や体のためにはぐっすり眠ったほうがいい、それは疑いようがないことです。

最近になって、睡眠と認知症の関係が注目され始め、いろいろな研究が進んでいます。では、どれくらい眠ればいいのでしょうか。

「睡眠は短すぎても長過ぎてもよくない、健康長寿のためには七時間くらい眠るのがいい」というのが現在、研究者の間で一致している見解です。

高齢になると、「眠れない」という悩みを抱える人が増えてきますが、昼間体を動かせば自然と夜は眠くなりますし、朝起きて眠りが足りないのであれば昼寝をすればいいだけです。一日のトータルの睡眠時間が七時間とれていればそれで大丈夫です。あまり心配しすぎないようにしましょう。

夜は不眠症を招くブルーライトを避けよう

いまの日本では「眠れない」という悩みを抱える人の割合が多く、不眠の悩みをよく相談されます。眠れない原因のひとつは、パソコンやスマートフォン、タブレットなどにあるように感じています。

パソコンやスマートフォン、タブレットの画面はブルーライトと呼ばれる光を発しています。ブルーライトとは、波長が三八〇～五〇〇ナノメートルの青色をした光のことです。ヒトの目で見ることのできる光（可視光線）のなかで、もっとも強いエネルギーがあり、目のなかの角膜や水晶体に吸収されず、網膜まで達します。

テレビやパソコンなどのディスプレイのほか、電気代の節約になるLED照明にもブルーライトが多く含まれています。

ブルーライトが不眠症を招くのは、網膜が強いブルーライトの刺激を受け、その神経刺激が目の奥にある時計遺伝子に作用して、睡眠と覚醒のリズムを狂わせるためとされています。本当は夜なのに「朝だ」と判断して、脳が覚醒してしまうそうです。

実験などによって、ブルーライトが目に入ると、眠気を促進するメラトニンの分泌が抑制されることがわかり、睡眠を研究する専門家は「夜はブルーライトが目に入らないように気をつける」ようすすめています。

ホテルの照明がやや暗めなのは、目に強い光が入らないよう、光の刺激を抑えて眠りやすい環境にしているからです。ホテルの照明を参考にして、就寝する二時間ほど前は、脳を覚醒させない照明に切り替えれば自然な眠気が訪れます。

照明だけでなく、テレビやパソコン、スマートフォンなどの使用も控えましょう。

これらはブルーライトだけでなく、目からたくさんの情報が入ってくるため、それが刺激になって脳が覚醒してしまうからです。

質のよい睡眠を得るためには、寝る前には少し照明を暗くして、ぬるめのお風呂に入り、ストレッチをするなどして、リラックスして過ごしましょう。心身がリラックスすると脳の興奮が静まり、自然と眠くなってきます。

もし、眠れないときがあっても睡眠導入剤を飲むのはおすすめしません。最近になって睡眠導入剤が脳にダメージを与え、認知症を発症しやすくする可能性が発表されたからです。眠れなくてつらいときに必要最低限の量を利用するのであればいいのですが、ふだんから常用するのは避けたほうが安心です。

睡眠は起き方で決まる。時計遺伝子のリズムは朝しだい

睡眠で大事なことは、「眠ること」だけではなく、「起きること」も大切です。

実は、質のよい睡眠をとるためには、朝どう過ごすかがカギとなります。

私たちの体内には時計遺伝子というタンパクが存在していて、睡眠をコントロー

ルしています。睡眠に関するメラトニンというホルモンは、この時計遺伝子によって分泌が調節されているのです。

メラトニンには眠気を感じさせる作用があります。通常、夜になるとメラトニンの分泌量が増えて自然に眠くなり、朝方になると分泌量が減少して脳や体を目覚めさせます。メラトニンの分泌量のバランスが崩れると、夜になってもなかなか眠れなかったり、朝になってもすっきり目覚められなくなったりします。

メラトニンはさまざまな要因に影響されますが、もっとも大きく作用するのが時計遺伝子のリズムの乱れです。

遅くまで起きていたり、昼過ぎまで寝ていたり、毎日の就寝時間や起床時間がバラバラで決まっていなかったり、生活習慣が乱れると時計遺伝子のリズムが崩れて、メラトニンの産生がうまくできなくなってしまいます。

時計遺伝子のリズムが乱さないようにするには、朝起きたときに太陽の光を浴びましょう。強い光の刺激が目から脳に伝えられると、時計遺伝子が「朝だ」と感じてリセットされ、メラトニンの分泌もスムーズになります。また、朝食をとることも時計遺伝子のリズム形成に大切です。

毎朝、同じ時間に起きて、太陽の光を浴び、朝食をとるようにすれば、時計遺伝子のリズムが崩れにくくなります。メラトニンも自然に分泌されるので、夜になれば眠くなり、朝になると自然に目が覚めるようになります。

要はぐっすり眠るためには、毎朝決まった時間に起きて、太陽の光を浴びるのがいちばん簡単で効果的です。

暗くなって活動を始める夜行動物のマネはしないようにしましょう。ヒトは夜になったら眠って脳や体を休め、朝になったら起きて活動するのが自然な姿です。自然の摂理に従って、夜は早めに夕食をとってぐっすり眠り、朝起きたら太陽の光を浴びてすっきり目覚め、日中は適度に体を動かしましょう。

それだけで、自然と質のよい睡眠をとることができるようになります。

⑦人生を楽しもう
ウキウキ、ワクワクが脳を活性化する

「学びたい」「知りたい」という気持ちが脳の栄養になる

はじめにお話したように、脳はいくつになってもきたえることができます。神経細胞は加齢とともに減少しますがそのスピードは緩やかで、むしろ、さまざまなことを体験して脳に刺激を与えるほうが脳の活性化につながります。

家にこもって、人に会わず、テレビを見てゴロゴロ過ごす、こんな生活だと脳が

受ける刺激は少なく、脳の機能はどんどん低下してしまいます。

本書ですすめるズボラな生き方とはこのようなゴロゴロ、ダラダラ過ごすことではありません。自分の好きなことを楽しみながら、のんびり気ままに生きる、それこそが私がすすめるズボラな生き方です。


これまでにも、知的好奇心と脳の機能は関係が深いと言われてきました。音楽家や画家、経営者などは年をとっても認知機能が衰えにくい傾向があります。作品を創り出すクリエイターや企業のトップリーダーは新しいものに敏感だったり、作品のためにいろいろな情報を集めたり、好奇心が旺盛な人が多いように感じます。これが脳によい影響を与えているのでしょう。

それを示すような研究報告もあります。

東北大学加齢医学研究所が約四〇〇名を対象に八年間、それぞれの脳の変化の追跡調査を行ったところ、知的好奇心のレベルが高い人ほど、加齢とともに進む脳の萎縮が少なかったそうです。この研究結果から、知的好奇心が脳の老化予防に重要な役割を果たすことが明らかになりました。同研究所曰く、知的好奇心は脳を活性化させる最高の栄養剤だそうです。

好奇心を刺激するよい方法は趣味を持つことです。読書や音楽や映画の鑑賞、スポーツ観戦、観劇などなんでもいいので、自分が楽しめる趣味を持ちましょう。

どれが一番効果的ということはありません。新しいことを「学びたい」「知りたい」という好奇心が得られるものならなんでもいいのです。それをしていて楽しいと思えるかどうかが重要です。

まず、楽しくないことは続きません。ただし、人間には喜怒哀楽という四つの感情があります。そのうちのひとつだけ、例えば「楽」だけしか得られないような、平板な趣味はあまりおすすめしたくありません。理想的にはこれら喜怒哀楽すべてを経験できるような趣味がいいのです。

例えば、読書や映画や演劇などは登場人物の気持ちに共感しながら読めば、それこそ喜怒哀楽をぞんぶんに楽しめる趣味になります。スポーツ観戦だって、応援しているチームや選手が勝ったら喜び、負けたときは怒りや哀しみを感じるでしょう。

囲碁や将棋は頭も使いますし、勝敗の喜びやくやしさも感じられます。

できれば、誰かといっしょにやるものがおすすめです。ヒトを相手にするゲームやスポーツは、相手によって考え方や受ける感情に広がりが出てくるからです。社交ダンスは認知症予防に最適の趣味とも言われます。

もちろん、一人で楽しむ趣味がダメな訳ではありません。趣味友達と情報交換をしたり、会ったりすれば、それが新しい刺激になります。

あなたがコレと思う趣味をぞんぶんに楽しんでください。

オシャレを楽しむ人ほどボケにくい!?

一六万人以上の脳のMRI画像を診断し、その情報をデータベース化した東北大学加齢医学研究所の瀧　靖之教授によると、「身だしなみに気をつけて若々しく見える人の脳は年齢相応か年齢よりも若い人が多く、よれよれの服を着て老けて見える人の脳は実際の年齢よりも老化が進行している」そうです。

オシャレは洋服の組み合わせを考えたり、自分に似合っているかどうかを気にしたり、その日の天気やどこに行くのかなどTPOに配慮したりなど、たくさんのことを考えます。

この考えることが脳への刺激となり、ボケ予防につながっているのでしょう。『人は見た目が九割』という書籍が話題になりましたが、ファッションでほかの人に与えるイメージはずいぶん変わります。

見た目も若々しくなって、脳のトレーニングになるのですから、オシャレを楽しんでみませんか。帽子やステッキなどの小物を洋服に合わせてみるなど、それまでと違ったファッションの楽しみ方を工夫してみましょう。

好きなブランドの販売員に似合っているかどうかチェックしてもらってもいいですし、お子さんといっしょにショッピングに出かけて、似合うものを選んでもらっても楽しいかもしれません。

もし、自分のセンスに自信がなかったとしても、人からどう見られるかを気にすることはありません。ファッションは自分が好きで、いいなと思う洋服を選べばそれでいいのです。見た目も脳も若返るオシャレ、ぜひチャレンジしてみてください。

見た目の若さを保つことは認知症を遠ざけることになります。暦の年齢など気にしないで体も心も若々しくしていきましょう。

家の中に閉じこもらず、たくさんの人と交流しよう

「一人暮らしは老け込む」とよく言われますが、これは事実です。人とのコミュニケーションは確実に脳を活性化させます。

配偶者がいる人と配偶者を亡くした人では、配偶者を亡くした人のほうが認知症が進行しやすいという研究報告があります。

家の中に閉じこもってひとりで過ごしていると、脳に入ってくる情報はかなり少なくなります。これでは脳を活性化するどころではありません。

かといって、妻や子ども、孫といっしょに住んでいても、単に「おはよう」や「おやすみ」といったあいさつを交わせばいいということでもありません。

脳を活性化させるためには、外に出かけて友人と会ったり、趣味仲間の会合に参加したり、懐かしい同窓会に参加したり、家族以外の人とも積極的な関わりを持つようにしましょう。外出して太陽光を浴びることも、皮膚でビタミンDが作られ健康に役立ちます。

誰かと話すとき、人は相手の表情や反応を見ながら会話をしています。仕事であれば相手を不快にさせないように、恋人や配偶者であれば喜ばせよう、落ち込んでいる友人であれば相手の気持ちに寄り添おうと、無意識のうちにいろいろなことを考えてコミュニケーションをとっています。

この、いろいろ考えることが脳をフル回転させ、活性化しているのです。

なかには、他人と会うことがストレスになる人がいるかもしれません。また、楽しくない人と会っているとそれがストレスになり、脳によくない影響を与えてしまうことになります。会話して楽しいと思える人との時間を持つようにしましょう。

最近の研究で、「主観的幸福度」で寿命が変わるという報告がありました。主観的幸福度とは、自分自身が幸福と感じているかどうかです。他の人から見てどうであれ、自分自身が幸せと感じている人ほど寿命が長くなるということなので、毎日をどれくらい楽しんで生きるかが大切なのでしょう。

そうなると、やっぱりズボラに楽しんで生きるのが何より健康長寿に役立つのではないかと、改めて思うのです。

脳をめいっぱい刺激する旅行のすすめ

旅行は脳をめいっぱい刺激するカンフル剤となるので、認知症予防に役立ちます。「知らない場所」に行き、その土地の名物を食べ、名所を巡れば、さまざまな新しい情報とともに、脳にたくさんの刺激が伝わることになります。

それだけではありません。どこに行こうかと事前にリサーチしたり、行き先を決めてから交通機関の乗り換えを調べたり、飛行機や鉄道の切符を手配したり、観光名所やその土地の郷土料理が食べられる店を探したり、旅行の準備期間も脳をフルに使っています。帰ってきてからも、写真を整理したり、友人や家族に旅先でのことを話すことが、さらに脳の活性化になります。

何より、旅行はワクワク、ドキドキさせてくれる「楽しみ」が味わえます。予定通りに進まなかったり、天気が悪くて期待していた景色が見られなかったりしても、あわてず、落胆せず、喜怒哀楽を楽しみましょう。

自分の目や耳、肌で感じて、人と会話しよう

趣味はなんでもいいと言いましたが、おすすめできないものもあります。脳をボケさせる趣味の代表が、なんの目的もなくテレビをボーッと見ることです。最近人気のゲームは、ほとんどが自分一人で同じ動作を繰り返すようなものばかりです。これでは脳を活性化する刺激にはもの足りません。

どうせゲームをするなら、相手がいるものにしましょう。多人数が参加する対戦型ゲームであれば、相手の反応で変化するので、脳の活性化に役立ちます。

テレビやパソコンも、あまりそればかり見るのはおすすめできません。そもそも

私たちがテレビなどを見るようになったのは、ここ数十年という短い期間です。この間に、テレビやパソコンなどを見る時間が急増しました。

テレビやパソコンなどの情報を見る時間が増えたぶん、現代人は風のそよぎや草木の香り、虫や動物など自然界との触れ合いをリアルに体験する機会が減ってしまっています。テレビやパソコンで得られる情報は、あくまでも画面を通したバーチャルなものです。実際のものを見たり、触れたりするよりも、脳に与える刺激はぐっと少なくなってしまいます。

テレビやパソコンが普及するにつれて、私たちの五感（視覚、聴覚、嗅覚、味覚、触覚）で感じている刺激が、どんどん低下しているように感じてなりません。

もしかしたら、冷房も暖房もなく、木の実や動物などを採取していた一〇〇〇～二〇〇〇年前の脳のほうが活性化していたかもしれません。バーチャルな情報の洪水の中で、現代人は脳を使わない、もっと正確に言えば、五感を駆使しない生活になっているように感じます。

脳を活性化する刺激を伝えるには、テレビやパソコンではなく、自分の足で出かけ、目や耳や鼻で現地の空気や雰囲気を体験したほうがいいのです。また座っている時間が長いほど認知症になりやすいことがわかっています。

同じように、メールや電話よりも、直接、会って話したほうが相手の表情や声のトーンなど脳に入ってくる情報が桁違いに濃くなります。

バーチャルよりも実際に体験する、人と会って会話することをもっと大切にしましょう。それが何よりのボケ予防、認知症予防になるはずです。

脳を老けさせるストレスをためないようにしよう

ストレスが脳を萎縮させる、そんなこわいことが明らかになっています。長期間にわたって強いストレスを受け続けると、脳の海馬が萎縮してしまうそうです。また、ストレスによる脳の萎縮は認知症のリスクにつながるという報告もあります。

つまり、ストレスが多い人ほど脳が老化しやすいということになります。

ストレスが脳によくないのは、ストレスがかかったとき、それに対抗するために分泌されるコルチコイドというホルモンが、脳の海馬に悪影響をもたらすからです。

このような脳に直接与える影響以外にも、過度なストレスは負担となります。ストレスがかかったときに私たちの体は戦闘態勢になります。血圧や血糖値が上昇し、新陳代謝が活性化します。高血圧や高血糖は心臓や血管に負担をかけ、長期化すれば体にダメージが蓄積して、認知症のリスクにつながります。

勤勉でまじめなことは日本人にとっては美徳です。でも、その反面、がんばりすぎてストレスをためこんでいませんか？

まじめな人ほどストレスをためやすい傾向にあります。がんばらないといけないと思うあまり、無理してしまってストレスがたまるのでしょう。

ストレスがまったくないのも脳への刺激が少なくなるためよくないのですが、現代社会でストレスを受けないことは現実的な話ではないので、ストレスが少なすぎて問題になることはほぼないでしょう。

むしろ、過度なストレスにどう対処するかが求められます。

ストレスを受けることが避けられないのであれば、それをどう受け流すかです。

のんびり気ままにズボラに生きれば、こうしたストレスとサヨナラできます。ズボラでなまけているように見える人のほうが、ストレスはたまりにくいでしょう。ちょっと肩の力を抜いて、「まあいいか」「明日できることは明日やろう」くらいに、のんびり過ごしたほうが、脳の老化予防には役立ちます。

ストレス対策のためにもズボラをおすすめしたい、そう思います。

第四章

ボケ・認知症に強い味方、ズボラ食品この3年でわかったこと

ボケ予防・認知症予防に効く食べ物をズボラに楽しむ!

脳が老化するスピードはそれほど速くありません。七〇～八〇代になってもそれほど衰えていないという報告があるくらいです。

脳の老化に個人差が出てくるのは、もともと持っている体質や遺伝による場合もありますが、その人がどんなものを食べ、どんなふうに毎日を送っているかという生活習慣が大きく関係しています。

日頃とる食べ物のなかには脳の老化スピードを増すものもありますが、逆に老化を抑制したり、むしろ活性化してくれるものもあるのです。食べ物を上手に利用することがボケ予防に役立ちます。

最近はテレビや雑誌、インターネットなどを通じて夥しい情報が溢れ、諸説入り乱れています。正直、どれが正しいのか、何を信じればいいのか判断に迷うことが少なくないのではないでしょうか。

ここで取り上げる最新の情報はエビデンスのあるものにしぼり、栄養学的に正しいものを厳選して紹介しているのでご安心ください。

そして、ここで取り上げたからといって、これらを食べたほうがいい、食べてくださいという訳ではありません。本書の目的は〝ズボラな食べ方・生き方〟をおすすめすることです。これをやらなきゃとまじめにとらえるのではなく、こんな情報があるんだと、読み物として楽しんでもらえば幸いです。

●オメガ3を含むくるみなどナッツ類

ナッツ類には認知症予防に役立つオメガ3系脂肪酸（αリノレン酸）が多く含まれています。そのうえ、抗酸化作用の強いポリフェノールも多く含んでいます。

最近では、アルツハイマー型認知症の予防効果のほか、脳の神経細胞を活性化すると言われています。アメリカでは脳によい食べ物「ブレインフード（健脳食）」としてナッツ類をすすめるくらい脳に効く食べ物です。

その効果については、新しい研究報告が次々となされています。

二〇一四年にニューヨーク州立発達障害基礎研究所・発達神経学ラボのアブハ・チャウハン博士らの研究班は、マウスの実験を通じて、アルツハイマー型認知症の抑制に「くるみ」が効果的であることを突き止め、その研究結果を『ジャーナル・オブ・アルツハイマーズ・ディジーズ』という雑誌で発表しました。

研究班はモデル・マウス（アルツハイマー型認知症を発症するよう操作されたマウスと）と野生マウスを、それぞれエサに六～九％のくるみを混ぜたグループと、エサにくるみを混ぜなかったグループに分け、学習力や記憶力、運動機能を調べました。すると、生後一三～一四か月になると、モデル・マウスは野生種マウスに比べ、記憶や学習がひどく悪化し、運動機能が低下し、不安行動をとるようになったのです。

モデル・マウスで比較すると、くるみを与えたモデル・マウスは与えなかった場合と比べ有意に記憶や学習が改善し、不安行動が少なく、運動機能が発達していたのです。研究班はくるみに含まれる抗酸化栄養素や脂肪酸が、この効果をもたらしたと結論づけ、くるみを豊富に含む食事が、認知機能の低下やアルツハイマー型認知症のリスクを減らし、発症を遅らせたり進行を抑えたり、予防に役立つと示唆しています。

ちなみに、マウスに与えたくるみの量を人間に換算すると、一日に三〇〜四五グラムになります。三〇グラムは、くるみ約七粒に相当します。そして、三〇グラムのくるみに含まれるポリフェノールは、赤ワイン一杯を上回るそうです。

市販されているくるみは、ローストされているものや塩で味付けされているものが多いのですが、できれば生のものを選び、食べるときにそのとき食べる分だけフライパンで炒ったり、オーブンで加熱するなどして自分でローストするのが理想です。めんどうであればローストされているものでもかまいません。

米国スクラントン大学のジョー・ヴィンソン博士の研究によると、くるみに含まれるポリフェノールはローストすることで約二倍にアップするそうです。

生のものを常温で保存すると発がん物質であるカビがでやすいので冷蔵庫で保存しましょう。

●赤ワインの驚くべきポリフェノール（レスベラトロール）

フランス人が心臓病による死亡が少ないのは、赤ワインを飲んでいるおかげ……と言われています。いわゆる「フレンチ・パラドックス」で、アメリカ人と同じように高脂肪・高カロリーの食事をしているのに、フランス人の心臓発作の発症率はわずか三分の一ですからとても不思議です。

この謎に、赤ワインに含まれている「レスベラトロール」などのポリフェノールが関係していることがわかり、赤ワインは健康長寿の飲み物として人気です。

レスベラトロールはぶどうの皮に含まれる赤い色素成分で、抗酸化作用が非常に強いことで知られています。レスベラトロールのすばらしいところは、抗酸化作用だけでなく、血栓をできにくくしたり、しなやかで若々しい血管を保ったりするほか、がん予防にも有効であるという報告もある点です。

脳の老化予防のために、一日にどれくらいレスベラトロールをとればいいのかは、はっきりしていませんが、脳にダメージを与えないアルコールの量を考えると一日にグラス二杯程度にとどめたほうがよいでしょう。

レスベラトロールは赤い色素成分なので、濃い赤色のワインを選ぶのも目安になります。品種にはさほどこだわらなくてもいいのですが、よく言われるのが、フランスに限らず赤ワインの代表品種であるカベルネ・ソービニヨンや、イタリアワインのネッビオーロなどがあります。

お酒が飲めない人は無理に赤ワインを飲む必要はありません。レスベラトロールという栄養素が認知症予防に効くというエビデンスはありますが、赤ワイン二杯に含まれるレスベラトロールの量はそれほど多くありません。

赤ワインを飲むから認知症予防にならない、と考えるより、毎日好んで飲んでいるワインに認知症予防に効くものが含まれている、くらいでとらえましょう。

別に赤ワインにこだわる必要はありません。濃い赤色のぶどうを皮ごと食べてもいいのです。皮ごとしぼった無添加のぶどうジュースにだって、レスベラトロールが含まれています。それらを食べたり、飲んだりするのでもいいのです。

●柑橘類の皮に注目！（ノビレチン）

いま、認知症予防で注目されている最新の成分が、柑橘類の皮に含まれている「ノビレチン」です。ノビレチンはフラボノイドの一種で、金柑やザボンの一種である河内晩柑《かわちばんかん》、シークワーサー（ヒラミレモン）などの皮に多く含まれています。

国立長寿研究センターの研究報告によると、「記憶障害の改善」「脳の神経変性の抑制」「アルツハイマー型認知症の原因物質とされているアミロイドβの沈着を抑制」「神経細胞の成長を促進」など、脳の認知機能の改善や認知症予防といった効果が期待されています。

ちょっと悩ましいのは、皮に多く含まれるという点です。

いくら認知症予防にいいとはいえ、河内晩柑やシークワーサーの皮をそのまま食べるのは難しいでしょう。皮はかなり分厚いですし、苦味も強く、おいしいものではありません。

そこでおすすめするのが、皮を乾燥させて粉末にして使う方法です。

まずは皮を乾燥します。農薬がついているかもしれないのでしっかり洗います。三〇分ほど水につけてからタワシでゴシゴシと洗えばほとんどが除去できます。

洗ったら水気をしっかりきって、天日干しにします。最近はベランダなどで作る干物や切り干し大根が人気で、スーパーなどでも「干し網」や「干しかご」などが市販されています。それらを活用するとそれほど手間がかかりません。

しっかり乾燥したら、ブレンダーやミルサーなどで粉砕して粉状にします。

これを湯に溶かして飲んだり、ドレッシングに入れたり、クッキーやケーキ、パンを作るときに加えたりなどいろいろアレンジして利用しましょう。ドライハーブのように肉料理の風味づけに利用するのもおすすめです。余ったら冷蔵庫や冷凍庫に入れておけば長期間の保存も可能です。

河内晩柑やシークワーサーに限らず、果物の皮には抗酸化物質が豊富に含まれています。ぶどう、りんごなど皮ごと食べられるものは、抗酸化物質を効率よくとるために皮もいっしょに食べるようにしましょう。

●緑茶の（カテキン）は老化を止める強い味方

日本人が好んで飲む緑茶にも、認知症予防効果があります。

特に、緑茶に含まれている「カテキン」にはさまざまな健康効果があることが明らかになり、日本人の健康長寿に一役買っているのではと言われるくらいです。

カテキンは非常に強い抗酸化作用があります。ほかにも「血圧の上昇を抑制する」「悪玉コレステロールを減らす」「血糖値の急上昇を抑える」「血栓（血のかたまり）をできにくくする」といった作用があり、これらはすべて動脈硬化予防につながります。動脈硬化予防は、そのまま脳の老化予防になりますから、緑茶は認知症予防におすすめの飲み物と言っていいでしょう。

一九九五〜一九九九年にわたって東北大学が行った、日頃から緑茶を飲んでいる人と飲んでいない人四万人を対象にした疫学調査では、緑茶をたくさん飲んでいる人のほうが死亡率が明らかに低かったそうです。

特に、一日五杯以上の緑茶を飲んでいる人は、飲んでいない人に比べて死亡率が一六%も低いという結果が出て、脳卒中による死亡率も低くなっていました。

また、同じ東北大学が二〇〇六年に発表したデータでは、七〇歳以上の高齢者で緑茶を一日に二杯以上飲むグループと、一週間に三杯までしか飲まないグループに分けて比較したところ、一日に二杯以上飲むグループは認知障害のある割合が五四%低かったことが示されました。

この調査では紅茶、コーヒー、ウーロン茶についても摂取頻度と認知障害の関連について調べましたが、緑茶のように明らかな関連性は見られなかったそうです。

ほかにも、アルツハイマー型認知症のマウスを使った実験では、カテキンを投与すると、発症の原因となる老人斑（神経細胞に沈着するシミのようなもの）が四七～五四%も減ったという研究報告があります。

緑茶からカテキンをもっとも効率よく抽出するには、約一〇グラムの茶葉に五〇〇ミリリットルの熱湯を入れ、約五分間煮出すとよいと言われています。また、粉末状にして溶かして飲むと緑茶の有効成分をそのまままとることができます。

●玉ねぎの目に沁みる成分（硫化アリル・ケルセチン）の意外な効用

玉ねぎは動脈硬化にダブルに効く魅力的な野菜です。

ひとつめの有効成分は「硫化アリル」です。玉ねぎを切ったときに目が痛くなるのは、細胞が壊れたときに発生する硫化アリルのせいです。硫化アリルには「血栓（血のかたまり）をできにくくする」「悪玉コレステロールを減らす」「血圧の上昇を抑制する」「インスリンの分泌を促す」といった作用があり、がん予防にも役立つとして注目されています。

もうひとつの有効成分は「ケルセチン」というフラボノイドの一種で、薄皮に多く含まれています。抗酸化作用が非常に強く、血管壁を丈夫にして動脈硬化予防に役立つという研究報告もあります。

二〇一五年には米国オレゴン州立大学の研究班が、抗がん剤と高濃度のケルセチン・レスベラトロールを同時に投与することで、抗がん剤の効果が高まる可能性があると報告しています。

硫化アリルは玉ねぎを食べることで摂取できます。生で玉ねぎを食べるとき、玉ねぎの辛味をとるために水にさらすことが多いのですが、せっかくの硫化アリルが水に流れてしまいます。スライスした玉ねぎをそのまま食べて、ちょっと刺激のある味わいを楽しみましょう。

また、こまかく刻んで空気にさらすと硫化アリルの作用が強くなります。みじん切りにした玉ねぎを薬味としてみそ汁やスープ、炒め物、サラダなどに加えてみてはいかがでしょうか。

ケルセチンは皮を食べるのは難しいので、煮出して飲むとよいでしょう。玉ねぎ一～二個分の皮をよく洗い、一リットルくらいの水（玉ねぎの皮がひたひたになるくらいの量）といっしょに鍋に入れて火にかけ、弱火で五～一〇分ほど煮だします。そのまま飲んでもいいですし、飲みにくい場合はレモンやはちみつを加えると飲みやすくなります。冷蔵庫で保存し、二～三日中に飲みきるようにしましょう。

●コーヒーは認知症予防にもなるポリフェノール（クロロゲン酸）

最近、コーヒーが健康長寿によいと注目されています。

コーヒーに含まれているポリフェノール「クロロゲン酸」が注目され始めたのは、「血糖値の急上昇を防ぐ」「体脂肪の減少に役立つ」「シミの減少に役立つ」「血圧を安定させる」「血管壁を丈夫にする」「DNAの酸化を抑制する（がん予防に役立つ）」といった、さまざまな作用が確認されたからです。

アルツハイマー型認知症の原因となるアミロイドβから神経細胞を保護し、学習記憶障害を予防するといった報告もあり、認知症予防効果も期待されています。

コーヒーは食後に飲むものというイメージがありますが、食事の前に飲むようにするとクロロゲン酸によって、糖質の吸収がゆるやかになり、動脈硬化の予防効果が高くなります。一日に五杯以上飲むと、循環器疾患や呼吸器疾患のリスクが上がるという研究報告があるので、一日に飲む量は三～四杯程度までにしましょう。

クロロゲン酸は生のコーヒー豆にもっとも多く含まれ、焙煎するほど減ってしまいます。効率よくとりたい場合は浅煎り（ライトロースト）の豆がおすすめです。

●カレーのウコン（クルクミン）は少量でも有効

インド人にはアルツハイマー型認知症が少なく、アメリカ人の四分の一程度という報告があります。これに一役買っているのが、インド人がほぼ毎日食べていると言ってもいいカレーに含まれている「クルクミン」です。

クルクミンはショウガ科のウコンに含まれているポリフェノールで、黄色い色素成分です。カレーが黄色いのは、クルクミンがたっぷり入っているからなのです。

クルクミンは強力な抗酸化作用があり、「悪玉コレステロールを減少させる」「肝臓の機能を高める」「神経細胞の老化を防ぐ」「二日酔いを予防・改善する」ことがわかっています。最近の研究では、アルツハイマー型認知症の原因とされるアミロイドβを消去する効果があると注目されています。

ウコンを選ぶときには、秋ウコンか春ウコンかを確認するようにしましょう。クルクミンが豊富に含まれているのは、夏に花を咲かせる「鬱金《うこん》（秋ウコン）」です。春に花が咲く「姜黄《きょうおう》（春ウコン）」はクルクミン以外の成分が含まれていて、動脈硬化予防やがん予防に役立つと言われていますが、秋ウコンに比べるとクルクミンの含有量が少なくなっています。

ややこしくなるので、読み飛ばしていただいて結構ですが、中国のウコン＝鬱金（郁金）と日本のウコンでは意味するところが違うので注意が必要です。

中国の鬱金は日本で言う秋ウコンと春ウコン両方を指し、それらの根茎を指す姜黄が日本で言われているウコンに該当します。中国にはこのほかに、我朮《がじゅつ》と呼ばれるウコンもあります。

鬱金と姜黄、我朮の違いは品種の違いではなく、同じ植物における薬用部分の違いで呼び分けているだけです。中国では植物学上の分類よりも中医学（漢方）の薬材の概念として使われることが多かったため、ウコンが日本に伝わったとき混同して用いられたようです。

市販のカレールウにはクルクミンがあまり含まれていないので、ターメリックのパウダーを購入して追加するとよいでしょう。ウコンは英語ではターメリックで、語源はラテン語の「大地の恵み（terra merita）」と言われます。

健康食品として、ますます注目度が高まるウコンですが、認知症予防にいいからとあまりたくさんとりすぎないようにしましょう。特に肝機能が低下している場合は、クルクミンの摂取を控えるべきという注意喚起がなされています。

健康な人のクルクミンの許容摂取量は、食糧農業機関（FAO）及びWHO（世界保健機関）の合同会議で、体重一キログラムあたり三ミリグラム以下と設定されています（体重六〇キログラムで一八〇ミリグラム以下）。これを超えないよう気をつけましょう。

クルクミンやウコンが入っていることを謳った市販のドリンク剤のなかには大量に含むものがあるので、含有量をチェックすることをおすすめします。パウダーなど食べ物からとる場合は、過剰に摂取する心配はほとんどありません。

●チョコレートの（カカオポリフェノール）は認知症にもいい甘党の味方

疲れたときやストレスがたまったとき、なんとなく甘い物が食べたくなります。甘いデザートは血糖値を急上昇させるので、健康のためにはあまり食べない方がいいことはわかっているけどやめられない……。そんなあなたに朗報です。

チョコレートに含まれているカカオポリフェノールが脳を活性化させることがわかり、大注目されているのです。スウェーデン、スイス、ベルギー、フランスなどノーベル賞受賞者が多い国はチョコレートの消費量が多い国でもあります。もしかしたら、チョコレートが関係しているのかもしれません。

カカオポリフェノールを多く含む高カカオ製品を摂取すると脳の血流量が上昇し、それによって認知機能テストのスコアが上昇するそうですし、チョコレートをたくさん食べている人は認知機能テストの結果がよいという、甘い物好きにはうれしくなるような報告もあります。

具体的にチョコレートの何がいいのでしょうか。

愛知学院大学の大澤教授によると、チョコレートに含まれているカカオポリフェノールの摂取が脳によい影響を与えるとのことです。

その研究報告は次のようなものでした。

大澤教授らの研究グループは、四五～六九歳の三四七人（男性一二三人、女性二二四人）に、カカオポリフェノールを多く含むチョコレート（カカオ分七二％）を、一日に五枚（一枚五グラム・約一五〇キロカロリー）とってもらい、摂取前後の血圧や血液を調べて変化を観察しました。

実験の結果、被験者の一部でチョコレートを摂取すると炎症指標と酸化ストレス指標が有意に低下、すなわち、被験者の四分の一程度では、チョコレートを摂取することで動脈硬化のリスクを低減したと認められたそうです。被験者全員では有意差が確認できなかったのですが、効果のあった人もいたということです。

そして、この報告で注目されているのが、チョコレートの摂取で、神経細胞の産生に重要なタンパク質である「ＢＤＮＦ（脳由来神経栄養因子）」が増加していたことです。

ＢＤＮＦ（脳由来神経栄養因子）は「脳の栄養」と言われるくらい重要なタンパク質で、うつ病やアルツハイマー型認知症の患者さんで不足していることが知られています。

認知機能を促進させるという報告もあります。運動によっても増加してくることが知られている成分です。

おいしいチョコレートが認知症予防になるなんてうれしい限り。ただ、選ぶときにはちょっとしたコツがあります。

チョコレートはできればビタータイプを選びましょう。

甘味の強いものはカカオの含有量が少ないうえ、砂糖が多く、血糖値を上昇させるものが多いからです。

最近は含有量が九〇％以上の超ビタータイプも市販されていますが、さすがに苦すぎるように感じます。おいしく食べるのであれば、七〇％くらいのものがいいと私は思います。

●エクストラバージンオリーブオイルはオメガ9と抗酸化成分（ポリフェノール、ビタミンE）の宝庫

認知症予防ではオメガ3系脂肪酸を含む油に注目が集まりがちですが、エクストラバージンオリーブオイルも認知症予防に役立つ植物油です。

エクストラバージンオリーブオイルは、酸化しにくいオレイン酸（炎症に関与しないオメガ9系脂肪酸）が中心の植物油なので動脈硬化を促すことはありません。もちろん過剰にとれば肥満を招くことになりますが、適度にとるぶんには認知症予防に役立つよい油になります。スペインで多数の人を対象に行った研究によると、地中海式食事にエクストラバージンオリーブオイルを加えて摂取している人では動脈硬化や糖尿病、認知症の予防効果があることが報告されています。

なぜなら、エクストラバージンオリーブオイルには抗酸化作用の強いポリフェノールや、抗酸化ビタミンEがふんだんに含まれているからです。

オリーブオイルを好んで摂取する国、イタリアではオリーブオイルに関する研究

が進んでいます。最近、オリーブオイルの「シクロアルテノール」という成分に血液中のコレステロールを低下させる作用があることをつきとめました。

エクストラバージンオリーブオイルのいいところは、総コレステロールは下げるけれど、善玉コレステロールは減少しない点です。動脈硬化予防にはとてもよい効果をもたらします。

このほかにも「血圧を安定させる」「血液をかたまりにくくする」といった作用があり、これらも動脈硬化予防に役立っているのでしょう。

調理油として使うほか、ドレッシングなどに活用して毎日とれば認知症予防に役立つのは間違いありません。ただし、サラダ油などと同様高カロリー食品なので、くれぐれも過剰摂取はしないように。一日大さじ一、二杯とれば十分です。

オリーブオイルを選ぶときには、質のよいオリーブを低温で圧搾した「エクストラバージンオリーブオイル」がおすすめです。

安価なオリーブオイルは加熱処理しているので抗酸化作用があまり期待できません。もし、加熱したり、長期間放置されたりしていると、逆に酸化した油をとることなり動脈硬化のリスクが逆に高くなってしまいます。

ただ、「エクストラバージンオリーブオイル」と表示されていても加熱処理がしてあったり、原料のオリーブの質がよくなかったりするものもあります。

目安としては五〇〇ミリリットルで二〇〇〇円前後のものであれば、低温圧搾で原料にもこだわっているものがほとんどです。一〇〇〇円以下のものは、加熱処理している可能性が高く、一〇〇〇～二〇〇〇円のものは質のよいものもありますがなかには値段が高いだけのものもあるので微妙なラインです。

認知症予防という点から考えると、少々高価に思えても、質を優先して適度な量をとることがいいのではないか、そんなふうに思います。

あとは、使用量が少ない人は二五〇ミリリットルなど小さな瓶のものを選ぶようにしましょう。開封するとどうしても酸化してしまうので、大きな瓶のものは避けたほうが安心です。紫外線に弱く、直射日光を浴びると劣化が進みやすいので、透明ではなく、ダークな色の濃いグラスボトルを選びましょう。

ミトコンドリアを活性化させて脳を若返らせる

最近、健康情報に敏感な人の間ではミトコンドリアが話題になっています。

ミトコンドリアは私たちの細胞の中にいるモノで、生命活動を維持するためのエネルギーをつくりだしています。こう聞くと、私たちの細胞の一部のように感じますが、本当のところは、人類が進化する過程で外から入り込んだ寄生物です。

寄生というとイメージがよくないので、共生と言ったほうがいいかもしれません。なぜなら、ミトコンドリアがいないと私たちはエネルギーをつくりだせず、生命活動を維持できないからです。

ブドウ糖などエネルギー源となる物質が細胞内に送られると、ミトコンドリアのクエン酸回路に入りエネルギーがつくられます。このエネルギーは呼吸や体温調節だけでなく、若さを維持するための老化防止機能や、遺伝子の修復作業などを行う長寿のためのシステムにも使われています。

ミトコンドリアでエネルギーが十分につくられなくなると、それらのシステムがちゃんと機能できなくなり、細胞が死んでいきます。神経細胞が死んでいくと認知症になってしまいます。

ミトコンドリアは、私たちの体内にある細胞のほとんどに存在しています。ひとつの細胞に一〇〇～数千個のミトコンドリアが存在しているので、私たちの体内にはものすごい数のミトコンドリアがいて、エネルギーをつくり出しているのです。そして、そのエネルギーを使って、私たちはものを考えたり、体を動かしたり、体温を維持したり、内臓を働かせたり、すべての生命活動を行っています。

最近、ミトコンドリアが活性化すると脳の神経機能の萎縮が抑制され、認知症予防になることがわかっていますし、筋肉細胞の老化も抑制されることがわかりました。逆に、認知症を発症している人の神経細胞を調べると、ミトコンドリアが少なく、エネルギーをつくる機能が低下しているという報告もあります。

また、ミトコンドリアの働きが低下すると、すい臓のβ細胞や肝臓の機能が落ちます。すい臓のβ細胞が衰えると、血糖値をうまくコントロールできなくなって糖尿病を発症します。肝臓は体内の栄養の代謝や解毒など生命活動に重要な働きを担う臓器なので、肝機能の低下は生命力の低下とも言えるでしょう。

ミトコンドリアは加齢とともに数が減少し、機能が低下していきます。それとともに私たちの脳や体の老化スピードが早まります。

逆に考えれば、ミトコンドリアの数を増やしたり、活性化したりすることで、脳だけでなく全身を若々しく保つことができるのです。

ミトコンドリアを活性化する食事

そういうわけで、ミトコンドリアを活性化する方法が盛んに研究されていて、食べ物によってミトコンドリアの機能がよくなるという研究報告もあります。

現在、ミトコンドリアの活性化に役立つと研究が進められているのが、「レスベラトロール」「コエンザイムQ10」「αリポ酸」「カルニチン」などがあります。このほかにも、ビタミンEやカロテノイド、ポリフェノールなどの抗酸化物質もミトコンドリアを酸化させない（老化させない・機能を低下させない）ために役立ちます。抗酸化物質は動脈硬化予防だけでなく、ミトコンドリアの活性化にも役立つというわけです。

ただし、ミトコンドリアの研究はまだ始まったばかりです。ここで取り上げている食べ物を食べたから、必ずミトコンドリアが活性化するかというと、それはわかりません。あくまでも目安として考えるようにしてください。

紹介する食べ物は私たちがふだん口にしているものばかりです。特別なものではないので、「これがミトコンドリアを活性化させるかも!?」と思って口にすれば、ちょっと楽しみが増すのではないでしょうか。

ミトコンドリアを活性化させる成分を含む食べ物を紹介しましょう。

◇ビタミンB群を含む食べ物

ビタミンB_1・B_{12}・B_6・B_{12}、ナイアシン、パントテン酸、ビオチン、葉酸など八種類のビタミンを合わせてビタミンB群と呼びます。エネルギー代謝をスムーズにするためにはこのビタミンB群が欠かせません。不足すると、エネルギー不足に陥り、さまざまな病気を招いてしまいます。特に、ビタミンB_{12}は神経のビタミンと呼ばれ、認知症予防に欠かせません。

ビタミンB群をしっかりとればミトコンドリアでの代謝が活発になります。

実は、ビタミンB群はどちらかというと動物性食品に多く含まれています。植物はそれほど多くのエネルギーを必要としないのでエネルギー産生が低く、エネルギーをたくさん必要とする動物はミトコンドリア代謝に必要な栄養素が豊富に含まれているためと思われます。

ビタミンB群を多く含む食べ物をいくつか紹介しましょう。

●ビタミンB_1　豚肉、たらこ、うなぎ、青のり、きな粉など
●ビタミンB_2　レバー（豚・牛・鶏）、ハツ（心臓／豚・牛・鶏）、うなぎなど
●ビタミンB_6　にんにく、まぐろ、かつお、レバー（豚・牛・鶏）など
●ビタミンB_{12}　しじみ、赤貝、あさり、すじこ、レバー（牛）など
●ナイアシン　たらこ、まぐろ、いわし、レバー（牛・豚）、鶏肉など
●パントテン酸　レバー（豚・牛・鶏）、納豆、卵黄、たらこ、鶏肉など

●ビオチン　レバー（牛・豚）、大豆、卵黄、玄米、牡蠣など
●葉酸　レバー（豚・牛・鶏）、うなぎ、緑黄色野菜、のり、抹茶など

◇コエンザイムQ10を多く含む食べ物

コエンザイムQ10は、体内で合成されている脂溶性のビタミン様物質のひとつで、ユビキタス、ユビキノンとも呼ばれます。エネルギー代謝に必要な酵素の働きを助ける補酵素であり、抗酸化物質でもあります。

コエンザイムQ10は加齢とともに減少します。コエンザイムQ10が減少すると、血液中の濃度が低下し、それとともにミトコンドリアでのエネルギー産生が効率よくできなくなって、老化や病気を招くことになると言われています。

コエンザイムQ10は食べ物にも含まれています。

例えば、**いわし、さば、豚肉、牛肉、レバー、もつ、かつお、まぐろ、いか、ピーナッツ、大豆、ブロッコリー、ほうれん草**などに含まれていることがわかっています。もっとも多く含まれているのは豚の心臓（ハツ）です。

◇αリポ酸を多く含む食べ物

αリポ酸は、コエンザイムQ10と同様、エネルギー代謝に必要な酵素の働きを助ける補酵素であり、抗酸化物質でもあります。

活性酸素に働きかけるだけでなく、ビタミンCやビタミンE、コエンザイムQ10などの抗酸化物質を還元して、体内で再び活用できるようリサイクルする作用もあるので、体内の抗酸化作用の要とも言われます。

また、インスリン感受性を高め、ブドウ糖やアミノ酸などの細胞への取り込みを高める効果があるともされています。

αリポ酸は、**レバーのほか、にんじん、ほうれん草、ブロッコリー、トマトなどの緑黄色野菜、じゃがいも**などに含まれていますが、それほど多くはありません。

食事で補うのは難しいと言われています。サプリメントもありますが、それらがそのまま体内で補酵素として利用されるかどうかはわからず、効果については不明です。

緑黄色野菜は抗酸化物質も豊富ですし、じゃがいもは塩分の排泄を促して血圧を安定させると言われています。レバーには現代人が不足しがちな鉄分が豊富です。αリポ酸以外にも体に必要な大事な栄養素を含んでいますから、意識して食べてみてはいかがでしょうか。

◇Lカルニチンを多く含む食べ物

Lカルニチンは、体内の脂肪を燃焼してエネルギーに変える代謝の過程に欠かせない、大切な栄養素です。Lカルニチンの名称は、ラテン語で「肉」を意味する「Carni（カルニ）」に由来しています。

名前の通り、野菜や果物にはほとんど含まれず、**羊肉、牛肉、豚肉**など肉類に多く含まれています。特に羊肉の含有量が突出して多く、牛肉の約三倍、豚肉の約七倍となっています。

アミノ酸の一種で、食事でとる以外に、体内でも合成されています。体内での合成は二〇歳代がもっとも多く、加齢とともに減少し、体内での合成だけでは不足するようになります。

一〇〇歳を超える長寿者に肉を好む人が多いのは、もしかしたら、Ｌカルニチンによるミトコンドリアの活性化が関係しているのかもしれません。

アルツハイマー予防食として注目される“ＭＩＮＤ食”の成果

最後に、アルツハイマー型認知症の予防に効果的な食事として、最近、注目を集めているのが「ＭＩＮＤ食」（Mediterranean-DASH intervention for Neurodegenerative Delay を略した食事法）を紹介します。

「ＭＩＮＤ食」とは、循環器疾患の予防によいとされる「地中海式食事法」と「ＤＡＳＨ食」を組み合わせた食事法です。

アメリカのラッシュ大学医療センターのモリス博士らが、二〇一五年三月に認知症の国際的な雑誌『Alzheimer's & Dementia』に、「ＭＩＮＤ食」を実践することでアルツハイマー型認知症のリスクが大幅に低下すると報告して以来、日本でも話題になりました。

モリス博士らは、シカゴに住む五八～九八歳の九二三人を対象に、一四四の食品について前年の摂取量のデータをとり、四年半かけてアルツハイマー型認知症の予防効果を調べ、「ＭＩＮＤ食」を厳密に実践した人は、アルツハイマー型認知症のリスクが五四％減少していたとの結果を得ました。厳密に実践していない人も三五％減少していますから、大きな注目を集めるのも納得です。

“ＭＩＮＤ食”の実証！　認知症で積極的に摂《と》りたい食べ物・避けたい食べ物

アメリカのラッシュ大学の研究グループは、二〇一五年六月にも認知症の国際誌、アルツハイマーズ・アンド・ディメンティア誌（オンライン版）に論文を寄せていて、マインド食を厳密に守った人の方が、あまり守らなかった人より、認知機能の低下を遅らせる可能性があるという興味深い結果を出しています。

平均八〇歳の人たち、約一〇〇〇人で検証し、認知能力テストとマインド食の関連性の調査をして、結果はマインド食を厳密に守った人は、認知機能が七・五歳も若いことが判明しました。もしもこの結果のように、認知症の発症を五年遅らせられれば、劇的に違ってくると言っています。

ちなみにマインド食でおすすめする食品は主に一〇項目になります。

①グリーンサラダあるいは葉物野菜（少なくとも週六回）
②その他の野菜（少なくとも一日一回）
③ナッツ類（一週間に五回）
④ベリー類（一週間に二回以上）
⑤豆類（少なくとも週三回）
⑥全粒の穀物（一日三回以上）
⑦魚（一週間に一回）
⑧鶏肉（一週間に二回）
⑨オリーブオイル（主な調理油として使用）
⑩ワイン（一日一杯）

エネルギー摂取量（カロリー制限）は適正体重を維持する量を目標にします。
また、避けるべき食品は五項目あります。

①赤肉および加工肉（一週間に四回未満）
②バターおよびマーガリン（一日に大さじ一杯未満）
③ナッツ類（一週間に一回未満）
④揚げ物およびファーストフード（一週間に一回未満）
⑤ペストリー（小麦粉を練って作る菓子類）およびスイーツ

認知症予防のためにはカロリー制限はあまり気にしなくてもいいですが、摂《と》るべき食品と気をつける避けたい食品に注意することが何より大事です。

マインド食はアメリカのウォールストリート・ジャーナルなどで取り上げられた「the MIND diet」から話題となり、いまその研究成果が注目されています。認知症予防のためにさらなる研究の進展を期待したいものです。
積極的にとるべき食品は、抗酸化物質が中心のように感じます。全粒の穀物は糖質をとる時は血糖値の上昇がゆるやかなのですすめられているのでしょう。こうしてみると、私がすすめるズボラな食べ方とそれほど大きな相違はありません。

避けたほうがいい食品に肉が入っていますが、これは肉をたくさんとるアメリカでの研究だからです。チーズやバターも同様です。日本人は欧米人ほどたくさん食べていないので、気にする必要はないでしょう。むしろしっかり食べたほうが良いでしょう。

ＥＰＡ、ＤＨＡをもっと多くとるために魚をもっと多くとるようにして、ＭＩＮＤ食を少し修正して和風ＭＩＮＤ食にするといいでしょう。また中鎖脂肪酸（ココナッツオイル・ＭＣＴオイル）やお茶、コーヒーもおすすめです。

揚げ物やファストフードは、日本でも食べすぎが指摘されているので、控えるようにしたほうが安心です。ＭＩＮＤ食の目安である一週間で一回以下を目安にしてはどうでしょうか。

前ページにマインド食の避けたほうがよい食品を挙げましたが、私は日本人では豚肉、牛肉、羊肉やバター、チーズをもっと摂ってよいと考えています。チーズは避けた方がよい食品に入れられていますが、カマンベールチーズにアルツハイマー型認知症を予防する効果のあることが動物実験で発見されました。その成分はオレイン酸アミドとテヒドロエルゴステロールで白カビによる発酵工程で生成されると考えられています。

また、認知症にいい食べ物は詳しく紹介してきましたが、これだけはという認知症で避けたい食べものを食べ過ぎないように覚えておいてほしいと思います。一五〇ページの〝トランス脂肪酸系食品〟と合わせて、さらに注意を喚起しておきたいと思います。

まとめると、トランス脂肪酸を多く含むパンや揚げ物、フライ系の冷凍食品、マヨネーズ、マーガリン、スナック菓子、ケーキ類、ファーストフードやジャンクフード類、脂肪の多い肉類、添加物でＰＨ調整剤のリン酸塩、塩分の摂《と》りすぎなど、生活習慣病の要注意項目となる、活性酸素を増やす食べ物を避けること。これらは動脈硬化を予防するためにもいいので、一石二鳥になります。

著者紹介

板倉 弘重（いたくら ひろしげ）

品川イーストワンメディカルクリニック理事長、医学博士。国立健康・栄養研究所名誉所員。東京大学医学部卒。同 第三内科入局後、カリフォルニア大学サンフランシスコ心臓血管研究所に留学。東京大学第三内科講師を経て茨城キリスト教大学生活科学部食物健康科学科教授に就任。退職後、現職。おもな研究分野は脂質代謝、動脈硬化。日本健康・栄養システム学会理事長。日本栄養・食糧学会名誉会員、日本動脈硬化学会名誉会員、日本ポリフェノール学会理事長。テレビなどメディア出演、著書多数。近著に『大丈夫！何とかなります コレステロール・中性脂肪は下げられる』（主婦の友社）、『ズボラでも血糖値がみるみる下がる57の方法』（アスコム）などがある。

認知症《にんちしょう》の人《ひと》がズボラに
食習慣《しょくしゅうかん》を変《か》えただけで
みるみる回復《かいふく》する！

2017年3月21日　第1刷発行

著　者　板《いた》倉《くら》弘《ひろ》重《しげ》

発行者　尾 嶋 四 朗

発行所　株式会社 青 萠 堂

〒162-0808　東京都新宿区天神町13番地
Tel 03-3260-3016
Fax 03-3260-3295
印刷／製本　中央精版印刷株式会社

ISBN978-4-908273-02-5 C0047